Vorwort.

Seit dem Erscheinen des grundlegenden Werkes von Wickham und Degrais, das im Jahre 1910 auch ins Deutsche übersetzt wurde, sind zwar eine Reihe von einzelnen Mitteilungen über die Methoden und Erfolge der Radiumtherapie veröffentlicht worden, eine übersichtliche und dabei kurze Zusammenstellung unseres bisherigen Wissens vom rein dermatologischen Standpunkte ist aber seither in deutscher Sprache nicht erschienen. Der vorliegende Leitfaden soll diese Lücke ausfüllen.

Von den theoretischen Kenntnissen finden darin nur jene wichtigsten Grundsätze Platz, die zum Verständnis und zur richtigen Handhabung des Radiums und seiner Präparate für den Arzt wissenswert und notwendig sind.

Die vom Chemiker der Wiener Radiumstation, Dozent Dr. A. Fernau, verfaßte „Einführung in die Physik und Chemie des Radiums und Mesothors für Ärzte" (Verlag Braumüller, Wien und Leipzig 1919) kann jenen, welche sich über die Theorie eingehender zu informieren wünschen, als Führer dienen.

Die Wiener Ärzte sind erst durch die Gründung der Radiumstation im Jahre 1912 in die Lage gekommen, die Wirkungen des Radiums durch eigene Versuche in größerem Maßstabe zu erproben. Die Geschichte der Station und ihre Organisation näher zu erörtern, würde den vorgesteckten Rahmen überschreiten. Ebenso wollen wir, dem Zwecke dieser Abhandlung entsprechend, die Erfolge der Radiumtherapie in anderen Zweigen der klinischen Medizin, wie Chirurgie, Gynäkologie, internen Medizin usw., unberücksichtigt lassen und ausschließlich über die Verwendung des Radiums bei Hautkrankheiten berichten. Nur das Kapitel über maligne Tumoren, ein Gebiet, welches für alle Fächer gleich wichtig ist, wurde etwas ausführlicher dargestellt.

Der Umstand, daß die Leitung der Wiener Radiumstation dem Vorstande der Klinik für Dermatologie unterstellt und ein eigenes Ambulatorium für Radiumbehandlung eingerichtet worden ist, hat Beobachtungen an einem reichen Krankenmaterial, an tausenden von Fällen, ermöglicht, und nicht bloß die Überprüfungen der Angaben aus der Literatur durchführbar gemacht, sondern auch eigene Untersuchungen in weitem Maße begünstigt.

Die folgenden Mitteilungen beziehen sich der Hauptsache nach auf unsere eigenen Erfahrungen.

In dieser Hinsicht mag die vorliegende Publikation als Bericht über die Ergebnisse der Radiumtherapie bei Hautkrankheiten an der Wiener Radiumstation gelten und auch für Fachleute in fremden Ländern einiges Interesse bieten.

Dem Zwecke dieser Schrift entsprechend, soll im wesentlichen hervorgehoben werden, was Radium in besserer Weise als andere Heilmethoden zu leisten vermag, so daß dem praktischen Arzte eine Übersicht über die Indikation und die zweckmäßigsten Behandlungsmethoden geboten wird; wir verzichten deshalb auch auf genaueres Eingehen und eine Kritik der in der Literatur festgelegten Angaben.

Wien, im November 1923.

Riehl.   **Kumer.**

DIE RADIUM- UND MESOTHORIUM-THERAPIE DER HAUT-KRANKHEITEN

EIN LEITFADEN VON

PROF. DR. G. RIEHL UND **DR. L. KUMER**

VORSTAND   ASSISTENT

DER UNIV.-KLINIK FÜR DERMATOLOGIE UND SYPHILIDOLOGIE
IN WIEN

MIT 63 ABBILDUNGEN IM TEXT

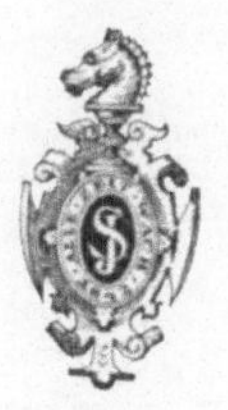

BERLIN
VERLAG VON JULIUS SPRINGER
1924

ISBN-13: 978-3-642-89356-8   e-ISBN-13: 978-3-642-91212-2
DOI: 10.1007/978-3-642-91212-2

Inhaltsverzeichnis.

Allgemeiner Teil

Klinischer Teil

Allgemeiner Teil.
Physik und Chemie des Radiums.

Kurze Zeit nach der Entdeckung der X-Strahlen durch Röntgen, einer Entdeckung, welche für die praktische Medizin so segensreich geworden ist, fand Becquerel, daß gewisse Körper unabhängig von Energiezufuhr von außen, Strahlen aussenden können, die wie die Röntgenstrahlen photographische Platten, auch wenn sie in undurchsichtiges Papier gehüllt sind, schwärzen und die Luft ionisieren, das heißt für Elektrizität leitfähig machen. Becquerel hat dieses Phänomen zunächst an uranhältigen Mineralien nachgewiesen und festgestellt, daß es mit Fluorescenzerscheinungen, welche bei solchen Körpern häufig vorkommen, nicht in Zusammenhang steht. Die neuen Strahlen wurden nach ihm Becquerelstrahlen und die Eigenschaft gewisser Elemente solche unsichtbare Strahlen auszusenden, „Radioaktivität“ genannt. Dem Ehepaare Curie gelang es bald darauf, aus der Joachimsthaler Pechblende zwei Körper zu isolieren, welche die Radioaktivität in vielfach höherem Maße als Uran besaßen: das Polonium und das Radium. Radioaktivität konnten später Schmidt in Erlangen und Madame Curie, unabhängig voneinander, beim Thorium nachweisen und bis jetzt ist diese Eigenschaft bei ungefähr 40 Elementen festgestellt worden. Eine ganze Reihe von Gelehrten hat an dem Ausbau der Radiumphysik mitgewirkt und auch österreichische Forscher, wie Hönigschmidt, Stefan Mayer, Mache, haben sich große Verdienste erworben.

Die Entdeckung Becquerels hat in ihrer weiteren Verfolgung durch geniale Forscher wie Rutherford, Soddy, Ramsay u. a. zur Feststellung geführt, daß die Radioaktivität eine Begleiterscheinung des Zerfalles der betreffenden Elemente darstellt. Damit wurde eine epochale Umwandlung der Grundbegriffe der Chemie und Physik über den Aufbau der Materie eingeleitet. Das Atom, das man früher als die kleinste nicht weiter zerlegbare Menge eines chemischen Elementes angesehen hatte, erweist sich als ein kompliziertes Gebilde, in welchem um einen positiv geladenen Kern negativ geladene Elektronen, wie die Planeten um die Sonne, kreisen. Wir kennen jetzt auch eine Reihe von unbeständigen Atomen, welche stufenweise durch Abgabe eines Heliumkernes bzw. Elektrons in andere Elemente übergehen, und geradezu Zerfallsreihen radioaktiver Atome. Das Radium z. B. (Atg. 226) wandelt sich durch Abgabe eines Alphastrahles, das ist eines Heliumkernes, vom Atomgewicht 4 in einen Körper vom Atomgewicht 222 um; es ist dies die Radiumemanation, ein gasförmiges Element. Durch Ausschleuderung weiterer Alphastrahlen, bzw. Elektronen, wandelt sich die Radiumemanation in Radium A, B, C, D, E, F, bis Radium G vom Atomgewicht 206 um, in einen Körper, der nach seinen chemischen Reaktionen und seinem Spektrum mit Blei chemisch identisch ist. Uran ist das Stammelement des Radiums, welches sich über mehrere Zwischenprodukte einerseits zum Aktinium andererseits über Ionium zum Radium abbaut.

Die Zerfallsreihen der Radiumfamilie.

Elemente	Halbwertszeit	Strahlen
Uran I	4,3 Milliarden Jahre	Alpha
Uran X_1	24 Tage	Beta Gamma
Uran X_2 Brevium	1 Minute	Beta
Uran II	1 Million Jahre	Alpha
Uran Y Jonium	90 000 Jahre	Alpha
Aktiniumreihe Radium	1580 Jahre	Alpha Beta
Emanation	3 Tage 22 Stunden	Alpha
Radium A	3 Minuten	Alpha
Radium B	27 Minuten	Beta Gamma
Radium C	20 Minuten	Alpha Beta Gamma
Ra C″ Ra C′	Ra C′ 100 Millionstel Sek.	Alpha
	Ra C″ 2 Minuten	Beta Gamma
Radium D	16 Jahre	Beta
Radium E	5 Tage	Beta
Radium F (Polonium)	136 Tage	Alpha
Radium G (Bleiart)		inaktiv

Ähnlich verhält sich das Thorium, dessen Zerfallsreihe über Mesothor I und II, Radiothor, Thorium X, Thoriumemanation, schließlich wieder mit im Blei endet. Bei den radioaktiven Körpern vollzieht sich also durch Aussendung eines Alphastrahles, das heißt eines Heliumkernes, eine spontane Änderung, ein Zerfall des Elementes.

Rutherford und Soddy haben die Gesetze dieser Vorgänge erforscht. Die radioaktiven Elemente unterscheiden sich außer durch Atomgewicht, Spektrum und Art der Strahlung vor allem durch verschiedene Lebensdauer voneinander. Letztere wird als Halbwertszeit zum Ausdruck gebracht und damit jene Zeit bezeichnet, in welcher ein radioaktives Element auf die Hälfte seiner ursprünglichen Strahlungsintensität bzw. Menge herabsinkt. Die Halbwertszeiten der radioaktiven Elemente sind sehr verschieden, sie betragen für das Radium z. B. 1580 Jahre, für das Ionium 90000 Jahre, für die Radiumemanation 3,85 Tage, für das Radium C' 100 Millionstel Sekunden. In den Uranerzen verhält sich die Menge des Urans zum Radium immer wie 3000 kg zu 1 g, ein Beweis dafür, daß zwischen Uran und Radium ein genetischer Zusammenhang und Gleichgewichtszustand vorhanden ist, in welchem der Zerfall des Radiums und die Wiederbildung aus dem Uran stets gleichen Schritt gehen. Die Strahlungsintensität des Radiums ist Millionen mal stärker als die des Urans.

Radiumgewinnung. Das Radium wurde ursprünglich aus der Pechblende von Joachimstal in Böhmen gewonnen, später in Amerika (Colorado) aus dem Karnotit-Sandstein, der 2—6 % Uranoxyd enthält. In den letzten Jahren wurden auch in Belgisch Kongo in der Provinz Katanga Erze gefunden, die einen wesentlich höheren Radiumgehalt haben als die Joachimstaler Pechblende. Der Gesamtvorrat der Welt wird auf 200 g geschätzt, wovon mehr als die Hälfte in Amerika gewonnen wurde und sich auch derzeit noch dort befindet. Radium ist das teuerste Element, 1 mg kostet 60—70 Dollar, und der hohe Preis hängt vor allem mit der außerordentlichen Schwierigkeit seiner Herstellung zusammen. Der Darstellungsprozeß ist sehr langwierig, aus 7—8 Tonnen Erz gewinnt man nicht mehr als 1 g Radium und bedarf es zur Reindarstellung des Radiums sehr zahlreicher fraktionierter Kristallisationen.

Radiumstrahlung. Die Strahlung der radioaktiven Körper ist nicht gleichartig und besteht zum Beispiel beim Radium im

Zustande des Gleichgewichtes aus 3 Strahlenarten, die mit Alpha, Beta, Gamma bezeichnet werden. Die Alphastrahlen sind korpuskuläre Strahlen. Ein positiv geladener Heliumkern wird mit $^1/_{10}$ Lichtgeschwindigkeit aus dem Radium ausgeschleudert. Die Reichweite der Alphastrahlen ist eine geringe und dementsprechend verhält sich ihre Durchdringungsfähigkeit (Härte) für andere Körper. So genügen 3—4 cm Luft, ein Blatt Papier oder eine ganz dünne Metallfolie, um die Alphastrahlen aufzuhalten. Im magnetischen Feld werden die Alphastrahlen abgelenkt.

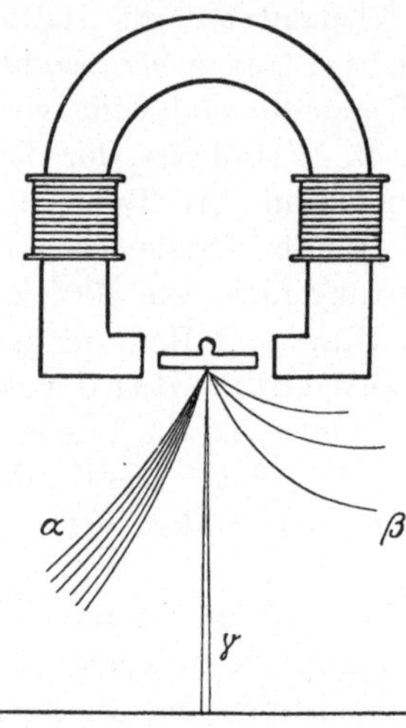

Abb. 1. Ablenkung der Radiumstrahlen durch den Magnet.

Die Betastrahlen sind gleichfalls korpuskuläre Strahlen, sie bestehen aus negativen Elektronen und besitzen ein größeres Durchdringungsvermögen als Alphastrahlen; im magnetischen Feld werden sie in entgegengesetzter Richtung als die Alphastrahlen abgelenkt. Elektronen sind elektrisch geladene Masseteilchen, welche das kleinste vorkommende Elektrizitätsquantum als Ladung mit sich führen. Da Elektronionen (Elektronen) nur $^1/_{1800}$ eines Wasserstoffatoms als Masse besitzen, so ist ihre größere Durchdringungsfähigkeit gegenüber dem Heliumkern mit Atomgewicht 4 erklärlich. Die Betastrahlen sind nicht einheitlich, sie stellen ein Gemisch aus weichen und harten Strahlen dar und spielen für die Therapie eine große Rolle. Sie besitzen $^1/_5$ bis volle Lichtgeschwindigkeit.

Die Gammastrahlen sind im magnetischen Feld nicht ablenkbar, sie besitzen ein außerordentliches Durchdringungsvermögen, das größer ist, als das der härtesten Röntgenstrahlen und ihre mittlere Reichweite beträgt 250 m. Selbst 20 cm dickes Blei hält die Gammastrahlen nicht vollständig zurück. Die Entstehung der Gammastrahlen stellt man sich analog der Bildung der Röntgenstrahlen, die durch Anprall der Kathodenstrahlen an der Antikathode entstehen, als Effekt der Bremsung der Betastrahlen im durchstrahlten Medium, insbesondere im Radiumpräparat selbst, vor. Laue ist es bekanntlich gelungen, festzustellen, daß die

Röntgenstrahlen beugbar sind, wenn man entsprechend feine Beugungsgitter in Anwendung bringt. Als solche benutzte Laue Kristalle, deren Raumgitteranordnung der Atome die Beugung der Röntgenstrahlen ermöglichte und damit wurden die Röntgenstrahlen als Lichtstrahlen erkannt, wenngleich sie nur $^1/_{10\,000}$ der Wellenlänge der gewöhnlich sichtbaren Lichtstrahlen aufweisen. Rutherford hat auf demselben Wege die Gammastrahlen des Radiums als Lichtstrahlen erkannt.

Von der Gesamtstrahlung des Radiums im Gleichgewichte kommen nach neueren Untersuchungen annähernd 92% auf Alpha-, 3% auf Beta- und 5% auf Gammastrahlung. Die Gammastrahlen werden infolge ihres großen Durchdringungsvermögens vom Körper in ihrer Bahn nur wenig aufgehalten und dies ist der Grund, weshalb es mit Radium nicht gelingt, den Röntgenbildern gleich scharfe Aufnahmen zu machen. Nur jene Strahlen üben eine Wirkung aus, die vom Gewebe absorbiert werden und der bedeutende therapeutische Effekt der Gammastrahlen erklärt sich dadurch, daß sie im Gewebe eine sekundäre weichere Betastrahlung erzeugen.

Die Messung der Strahlung radioaktiver Körper beruht auf ihrer Eigenschaft, die Luft für Elektrizität leitfähig zu machen und geschieht mittels feinster Elektroskope.

Radiumsalze leuchten im Dunkeln, Radiumstrahlen ozonisieren die Luft, zerlegen Wasser und verfärben Edelsteine und Glas, welches unter der Strahlenwirkang braun oder violett wird. Radium produziert infolge Bremsung der Strahlen im Präparat selbst auch Wärme und zwar 1 g Element im Gleichgewicht rund 137 g Calorien pro Stunde. Auch gewisse chemische Körper, insbesondere Eiweißstoffe und Lecithin sind durch Strahlung in hohem Maße beeinflußbar.

Biologische Wirkungen der Radiumstrahlen.

Vor der biologischen Wirkung des Radiums erscheinen besonders wichtig die Ergebnisse Hertwigs, der einen schädigenden Einfluß der Strahlen auf die Entwicklung von Amphibieneiern nachweisen konnte. Seine zahlreich variierten Versuche ergaben, daß bei Bestrahlung männlicher und weiblicher tierischer Keime, sowie von Samen verschiedener Pflanzen weitgehende Störungen, „Radiumkrankheit", zustandekommen, die man in letzter

Linie auf eine Schädigung des Chromatins zurückführt. Im allgemeinen wirken die Radiumstrahlen am stärksten auf jugendliches Gewebe und rasch wuchernde Zellen; und dies ist nicht bloß im physiologischen, sondern auch im pathologischen Zustande der Fall. Die jungen, rege proliferierenden Zellen von Neugebilden sind speziell gegen den Einfluß der Radiumstrahlen so überempfindlich, daß sie bereits abzusterben beginnen, wenn das umgebende, gesunde Gewebe noch gar nicht angegriffen wird. Man nennt dies die elektive Wirkung der Radiumstrahlen auf krankhaft veränderte Gewebe. In einem späteren Kapitel wird darauf noch zurückgekommen werden.

Reaktion. Ähnlich wie die Röntgenstrahlen besitzt auch Radium die Eigenschaft in einer gewissen Dosis durch eine bestimmte Zeit hindurch auf ein Gewebe wirkend, eine Entzündung, eine radiumchemische Dermatitis, hervorzurufen, die verschiedene Grade annehmen kann. Verabfolgt man nur eine schwache Dosis, so zeigen sich überhaupt keine Reaktionserscheinungen, nur nach stärkeren Bestrahlungen kommt es zum Auftreten einer sichtbaren Reaktion. Sofort oder wenige Stunden im Anschlusse an die Bestrahlung, kann eine leichte Rötung der Haut, die sogenannte **Früh-** oder **Vorreaktion** auftreten, die dann wieder verschwindet und erst nach einer gewissen **Latenzzeit** — deren Dauer einerseits abhängig ist von der Empfindlichkeit der bestrahlten Zellen, andererseits von der Qualität und Quantität der absorbierten Strahlen (sie verhält sich dieser umgekehrt proportional) — kommt es zur eigentlichen Reaktion. Die Latenzzeit kann 1—5 Wochen betragen; weiche Strahlen werden stärker absorbiert als harte, daher ist in einem solchen Falle auch die Latenzzeit kürzer. Es wäre ein Irrtum, zu glauben, daß die Wirkung einer Radiumbestrahlung an das Auftreten einer sichtbaren Reaktion geknüpft wäre und daß nur solche Dosen therapeutisch wirksam sind, welche an normaler Haut zumindest ein Erythem hervorrufen. Bei den meisten Hauterkrankungen, vor allem bei kosmetischen Fehlern, kommt man mit weit geringeren Dosen aus, damit ist die Gefahr einer Schädigung der Haut von vornherein nicht gegeben.

Man unterscheidet **Reaktionen** 1. (Erythem), 2. (Blasenbildung) und 3. (Nekrose) **Grades** und während erstere zwei nach relativ kurzer Zeit, jedenfalls nach Wochen abklingen, bildet sich bei letzteren ein festhaftender gelblicher Schorf, der sich lange nicht zur Abstoßung bringen läßt. In Analogie mit den Verbrennun-gen spricht man bei zweitgradigen Re-aktionen von Bla-senbildung, obwohl letztere sehr selten zur Entwicklung kommt; man findet vielmehr in einem solchen Falle eine entzündlichgerötete nässende Fläche, über welcher die obersten Epidermis-lagen zur Abstoßung gelangt sind. Die Ra-diumnekrosen und Ulcera sind außer-ordentlich schmerz-haft, es hängt dies damit zusammen, daß die Nerven we-niger radiumemp-findlich sind und da-her später zerfallen als die umgebenden Zellen. Ebenso wie die Röntgenulcera erweisen sich auch Radiumnekrosen meist sehr torpid (vor allem solche nach weichen Strah-len), sie zeichnen sich

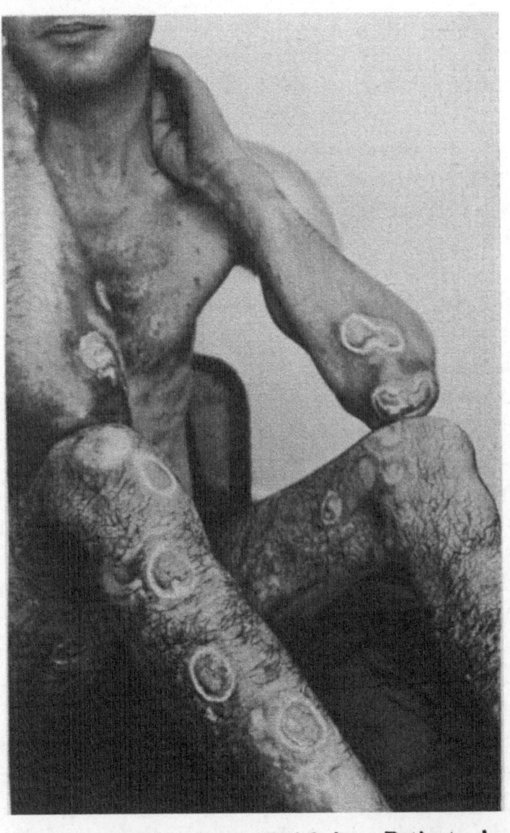

Abb. 2. Radiumulcera. 28jähriger Patient, im Auslande wegen ausgedehnter Psoriasis mit Ra-dium bestrahlt. Aufnahme 8 Wochen darnach im Wasserbett, 42 tiefgreifende Geschwüre, uner-trägliche Schmerzen, septisches Fieber; Heilung nach einjähriger Behandlung.

durch mangelnde Granulationsbildung aus und können selbst Mo-nate und Jahre zu ihrer Abheilung brauchen. Die Bestimmung des Grades, welchen die Reaktion erreichen wird, ist zur Zeit ihres Auftretens nicht möglich, da auch Nekrosen mit einer entzündlichen Rötung der Haut sich einleiten und erst im weiteren Verlaufe kommt es zur Entwicklung der gefürchteten gelben Schorfe.

Die nach Reaktionen 3. Grades schließlich entstehende Narbe — und dies ist eine Eigenart solcher Radiumnarben — ist zart, wird niemals hypertrophisch und um solche Narben, die immer unpigmentiert sind, bildet sich ein bräunlicher Saum, der kosmetisch störend wirken kann.

Die Entwicklung von meist geschlängelten Teleangiektasien, die von der blassen Haut oder Narbe sich auffallend abheben und sehr schwer zu beseitigen sind, bildet eine weitere unerwünschte Radiumschädigung, die nach fehlerhafter Bestrahlung auftreten kann.

Nach Behandlung mit größeren Dosen tritt Haarausfall ein, der manchmal nur vorübergehend, meist aber dauernd ist. Nicht alle Haare sind gleich empfindlich. Lanugohaare, die nur sehr langsam wachsen, werden trotz ihres oberflächlichen Sitzes erst nach außerordentlich großen Dosen geschädigt, auch die Barthaare vertragen eine viel größere Strahlenmenge als die Haupthaare.

Die angeführten Schädigungen treten meist wohl im Anschluß an die Reaktion auf, aber auch Jahre nach der Behandlung können ab und zu in stark und lange bestrahltem Gewebe Spätschädigungen (Atrophie, Teleangiektasien, Ödem, chronische Induration, Ulcera) entstehen. Diese Vorkommnisse kommen aber nach Radiumbestrahlungen wesentlich seltener zur Beobachtung als nach Röntgenbehandlung. Sehr oft hört man von Ärzten und auch von Dermatologen vom Fache, daß eine Bestrahlung mit Radium gefährlich ist, da sich Verbrennungen nicht unbedingt sicher vermeiden lassen. Demgegenüber ist entgegenzuhalten, daß einerseits die individuelle Schwankung in der Strahlenempfindlichkeit (Krankheitszustände wie Diabetes ausgenommen) nicht so groß ist, daß eine unerwünschte Reaktion auf dieses Konto zu buchen wäre, andererseits ist die Dosierungsmöglichkeit doch eine genügend genaue, daß sich unangenehme Folgen fast mit Sicherheit vermeiden lassen. Trotz alledem vorkommende zufällige Verbrennungen sind auf Unerfahrenheit des Bestrahlenden oder auf technische Fehler, wie Vergessen des Filters usw., auf Fehler, die sich auch im Röntgenbetriebe nicht vollkommen ausmerzen lassen, zurückzuführen. Bei der Beurteilung unerwünschter Bestrahlungsfolgen spielt die Art des Grundleidens, dessentwegen die Behandlung unternommen wurde, eine wesentliche Rolle. Ein bei Bekämpfung eines Carcinoms entstehendes Ulcus wird ganz anders zu bewerten sein, als wenn dieser Zwischenfall bei Bestrahlung aus kosmetischen Gründen eingetreten ist.

Berufliche Radiumschädigungen. Außer dieser akuten Radiumdermatitis kennt man auch eine durch langanhaltende Straleneinwirkung auftretende chronische Schädigung der Haut, die manchmal bei Personen, welche sich monate- und jahrelang intensiv beruflich mit Radium zu beschäftigen haben, zur Beobachtung gelangt. Die ersten Erscheinungen bestehen in einem Gefühl der Taubheit in den Fingerspitzen, es gesellt sich dann ein juckendes Gefühl hinzu, die Hornschichte wird rissig und es bilden sich Rhagaden und Hyperkeratosen. Schließlich entstehen Veränderungen ähnlich der viel öfter beobachteten beruflichen Röntgenhand in Form von Nageldeformationen, Hautatrophie und Ulcerationen, die unerträgliche Qualen verursachen können.

Am stärksten ausgesprochen sind die Erscheinungen immer an den ersten drei Fingern der linken Hand und am rechten Daumen und Zeigefinger. Sehr häufig entwickeln sich bei Röntgenologen auf Grund dieser Schädigungen warzenähnliche Gebilde und im weiteren Verlaufe echte Epitheliome, deren Erzeugung durch Röntgenstrahlen ja auch experimentell gelungen ist. Solche Radiumcarcinome gehören zu den größten Seltenheiten.

Die Röntgenologen haben gelernt, diese Schädigungen durch Benützung von Bleihandschuhen zu verhindern; in der Radiumtherapie sind Schutzmaßnahmen viel schwieriger durchzuführen. Man soll die Träger immer nur mittels langer Pinzetten anfassen, immerhin läßt sich das In-die-Handnehmen der Träger bei ihrer Einbringung in Filter usw. nicht vollkommen vermeiden. Bleihandschuhe sind wegen der größeren Penetrationskraft der Radiumstrahlen nur ein relativer Schutz und sie erschweren ein rasches Arbeiten außerordentlich.

Aber neben diesen lokalen Schädigungen können nach langer Beschäftigung mit Radium auch Allgemeinstörungen sich bemerkbar machen. Sehr häufig zeigt sich eine Müdigkeit und Abgeschlagenheit, bei Frauen kommen noch Menstruationsanomalien hinzu, bei Männern Azoospermie, und diese Schädigungen können sich noch anfänglich zurückbilden; schließlich können Blutveränderungen auftreten und zwar ist zuerst der viel empfindlichere Leukocytenapparat davon betroffen, es kommt zu einer Leuko-

penie. Dauert die Schädigung weiter an, kann selbst der Tod
unter dem Bilde einer aplastischen Anämie erfolgen. Es sind daher besondere Vorsichtsmaßnahmen zu treffen. Das Radium
soll in dicken Bleihülsen aufgehoben werden, der Arbeitstisch
muß mit Bleiplatten belegt sein und auch die den Thorax treffenden Strahlen sollen durch Bleiwände aufgehalten werden. Eine

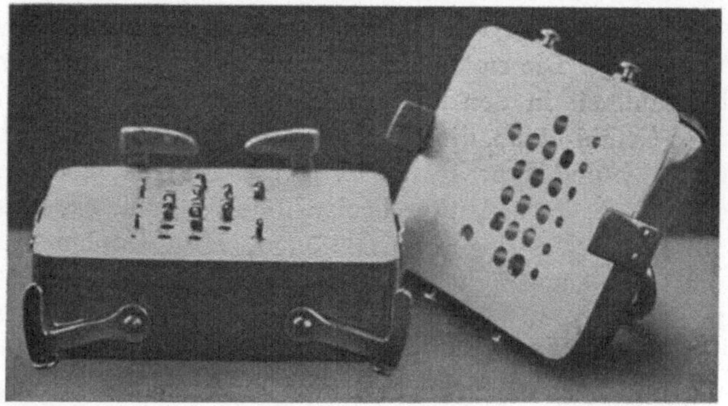

Abb. 3. Bleikassette zur Aufbewahrung von Radiumtuben.

Lüftung der Arbeitsräume ist selbsverständliche Pflicht; das Blutbild muß öfters kontrolliert werden. Manche Stationen schützen
sich vor diesen Schädigungen dadurch, daß sie einen häufigen
Wechsel des Personals eintreten lassen und die Arbeitszeit verkürzen, was aus äußeren Gründen nicht überall durchführbar ist.

Instrumentarium und Bestrahlungstechnik.

Instrumentarium, Träger. Zur Bestrahlung wird nicht das
Element Radium verwendet, das nur außerordentlich schwer herstellbar und an der Luft zersetzlich ist, sondern ausschließlich
seine Salze — das Chlorid, Bromid und Sulfat —, deren Strahlung dem Perzentsatze des Gehaltes an Element entspricht.

Bei den ersten Pariser Radiumträgern war das Radiumsalz
auf einer Metallscheibe oder auf Stofflappen mit Hilfe eines Lackes
fixiert. Auch die bei uns nach Angabe von Dautwitz hergestellten Lackträger beruhten auf demselben Prinzip. Diese Art
der Montierung der Radiumsalze wurde verlassen, weil zu leicht
durch Ablösung der Lackschichte Verluste an Radium entstehen.

Wir verwendeten später statt des Lackes verharztes Terpentinöl und schlossen durch ein Glimmerfenster ab.

Derzeit benützen wir Platten, in welchen das gleichmäßig in verharztem Terpentin auf eine Metallplatte aufgetragene Radium-

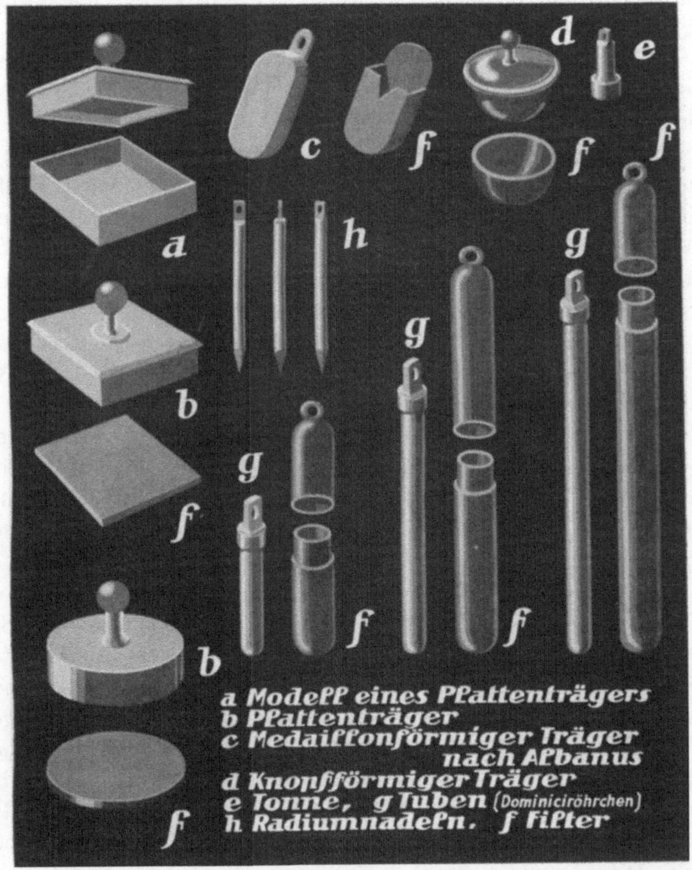

Abb. 4. Verschiedene Radiumträger.

salz durch eine dünne Metallschichte (0,2—0,3 mm Silber), welche dicht angelötet ist, geschützt wird, wodurch außerdem die Konstanz der Strahlung für ein und denselben Träger gewährt erscheint. Die Form der Platten und die quantitative Beschickung mit Radiumsalz wird passend variiert. Pro Quadratzentimeter Fläche sind meist 5—10 mg Element in diesen Trägern eingeschlossen. Einige Länder (Frankreich, England und Amerika) benennen einheitlich eine Platte mit 5 mg Radiumelement pro Quadratzentimeter Fläche als vollstark, mit 10 mg als doppelstark und 2,5 mg als halbstark.

Diese sogenannten Plattenträger strahlen vor allem nach einer Seite, da ihre Rückenfläche aus einer 2—4 mm dicken Metallschichte gebildet wird. Von runden Formen ist man im allgemeinen abgekommen, da bei ihrer Anwendung auf größeren Flächen die Entstehung ausgesparter Ränder und toter Winkel sich nur schwer vermeiden läßt; man benützt heute größtenteils Träger in Quadrat- oder Rechteckform. An der Rückseite der Träger befindet sich ein Knopf zum bequemeren Anfassen und zur Befestigung in Halteapparaten.

Eine zweite Form der Radiumträger ist die des Röhrchens — zuerst von Dominici eingeführt —, bei welchem das Radiumsalz in ausgeglühtem Zustande (da Radium Wasser zersetzt, würde sich sonst Knallgas bilden und das Röhrchen sprengen) in ein dünnes Glasröhrchen eingeschmolzen und dieses in eine Platinhülse eingebracht, verschraubt und verlötet wird. Die Länge dieser Träger schwankt von $^1/_2$—4 cm; ihre Wand soll aus einer möglichst dünnen aber festen Schichte Metall (am geeignetsten 0,2—0,3 mm Platin) gebildet werden. Am Kopfe des Röhrchens ist ein Öhr zur Befestigung des Trägers mit einem starken Seidenfaden angebracht. Diese Tuben strahlen nach allen Seiten gleichmäßig, sie eignen sich nicht nur zur Einbringung in Körperhöhlen, sondern können auch zur Behandlung von Veränderungen an der Hautoberfläche benützt werden. Jedes einzelne Röhrchen enthält 20—100 mg Element. Je größer das Radiumquantum ist, desto kürzer stellt sich die Bestrahlungszeit, was bei einzelnen Erkrankungen, z. B. beim Ösophaguscarcinom, eine wichtige Rolle spielt. Diese Dominiciröhrchen sind in der Praxis besonders beliebt, weil sie in allen Fächern der Medizin Anwendung finden können.

Jede Fachklinik besitzt außer diesen zwei Trägerarten ihre eigenen Modelle. Besonders bewährt haben sich noch medaillonförmige Träger nach Albanus, knopf- und eichelförmige Träger, eine kleine Tonne usw.

In neuester Zeit wird vielfach von Radiumnadeln Gebrauch

gemacht. Es sind dies 1—2 cm lange Hohlnadeln mit einer Platinwandung von 0,2—0,3 mm, in welche das Radiumsalz (1—10 mg
Element) eingebracht wird. Sie werden direkt in das Tumorgewebe
eingestochen, andererseits eignen sie sich, nebeneinander aufgelegt,
als Plattenträger, oder sie können, in Bündeln vereinigt oder in
Kapseln eingeschlossen, als Tuben Anwendung finden.

Bei der manchmal notwendigen Umarbeitung von Trägern, die natürlich nur von sachgemäßester Hand erfolgen soll,
ist mit einem Verluste des Radiums zu rechnen und um diesen
möglichst klein zu gestalten, nimmt man zur Herstellung von
Plattenträgern wenigprozentige (25 %) Salze, während Tuben aus
Gründen der Raumersparnis meist mit 75 % Salzen gefüllt werden. Die Röhrchen müssen mit dem Radiumsalz voll gefüllt sein,
da durch Verschiebung der strahlenden Substanz eine ungleichmäßige Wirkung erzielt würde.

Zu beachten ist ferner, daß ein frisch bereitetes also emanationsfreies Radiumsalz nur Alphastrahlen aussendet, eine Messung
kurz nach Herstellung des Trägers würde daher falsche Werte ergeben und auch zu therapeutischen Zwecken ist ein neu verfertigter Träger wegen Mangels durchdringender (Beta- und Gamma-)
Strahlen nicht verwendbar. Aus Radium bildet sich die Radiumemanation, durch Zerfall dieser entstehen wieder Radium A, B,
C usw., der sogenannte radioaktive Niederschlag, der isoliert
in der Therapie ebenfalls ab und zu benützt wird. Von Radium
B und C stammt nun die Beta- und Gammastrahlung, welche ein
Radiumträger aussendet, und erst wenn diese Zerfallsprodukte im
Gleichgewichte mit dem Radium stehen, was nach vierwöchentlichem
gasdichten Verschluß des Trägers der Fall ist, wird ein Träger
„reif“ und befindet sich „in radioaktivem Gleichgewichte“.
Solange ein Träger intakt ist, bleibt seine Strahlung konstant. Beschädigungen des Trägers kommen spontan vor, indem durch die
Emanation entstandene Gase die Lötstellen sprengen. Durch eine
möglichst exakte Herstellung der Träger von sachgeübter erfahrener
Hand läßt sich dieses Vorkommnis bis auf ein Minimum reduzieren,
immerhin ist eine Prüfung der Lötstellen des öfteren vorzunehmen.

Die Verlötung der Träger ist nötig, um Verluste des Radiums
bei Desinfektionsmaßnahmen zu verhindern. Es ist selbstverständlich, daß man einen Radiumträger nicht auskochen oder
mit metallschädigenden Chemikalien behandeln wird. Ein Ein-

legen auf $^1/_2$—1 Stunde in Alkohol oder Formalinalkohol genügt vollkommen und schädigt die Träger nicht.

Zur Verfertigung der Radiumträger verwendet man zweckmäßiger das im Wasser unlösliche schwefelsaure Salz des Radiums, um so gegen Auflösung des Salzes anläßlich der Desinfektionsmaßnahmen bei zufälliger Beschädigung des Trägers gedeckt zu sein.

Auch Stoffapparate werden in manchen Instituten zu Bestrahlungszwecken benützt. Es ist dies mit einer Radiumsalzlösung getränkte Leinwand oder Seide, die in Stanniol oder dünne Bleischichten eingeschlossen ist. In der Praxis kommen diese Stoffapparate fast nur beim Naevus flammeus zur Verwendung, wo sie anderen Trägern gegenüber den Vorteil gleichmäßiger Wirkung auf größere Hautflächen für sich haben.

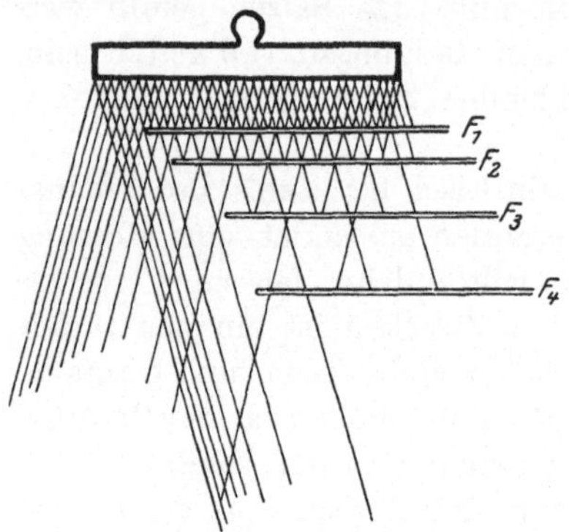

Abb. 5. Strahlenabsorption durch verschieden starke Filter.

Filter. Zur Therapie kann man alle Strahlenarten, welche das Radium aussendet, heranziehen. Mittels vor den Trägern gelegter Stoffe, welche je nach ihrer spezifischen Dichte und Dicke verschiedene Strahlenarten absorbieren, können die härteren Strahlen insofern isoliert werden, als sich die weicheren ausschalten lassen und diese Filterung, welche in der Radiumtherapie von Wickham schon 1905 eingeführt wurde, hat mit der Zeit sich auch in der Röntgenologie Durchbruch verschafft. Als Filter werden Metalle, Celluloid, Holz, Gaze und Papier, Gummi usw. verwendet und dadurch eine Selektion der Strahlen vorgenommen. Am seltensten wird die Wirkung der Alphastrahlen ausgenützt; da ihnen ein geringes Durchdringungsvermögen zukommt, werden sie ja von den obersten Epidermislagen schon vollkommen absorbiert; sie würden auch bei längerer Einwirkung zu starken und unerwünschten Entzündungserscheinungen Anlaß geben, ohne einen nur etwas tiefer liegenden Prozeß zu beeinflussen. Bei den neueren Trägerkonstruktionen sind die Alphastrahlen durch die metallene Umhüllung von vornherein ausgeschaltet.

Gibt man vor ein Radiumsalz Blei in einer Schichtdicke von 12 mm, so wird die primäre Alpha- und Betastrahlung absorbiert und man erhält dahinter reine Gammastrahlen. Nimmt man 0.5 mm Blei oder ein leichteres Metall, wie 1 mm Aluminium, so durchdringen dies die Gamma- und harten Betastrahlen (sogenannte ultrapenetrierende Strahlen) und in dieser Anordnung wird die therapeutische Wirkung wohl größtenteils letzteren zuzuschreiben sein, denn sie werden infolge ihres geringen Durchdringungsvermögens viel reichlicher vom Gewebe absorbiert als die außerordentlich harten Gammastrahlen. Sehr starke Filter wie 3 mm Messing anzuwenden empfiehlt sich nicht, da dies mit einer Einbuße an Gammastrahlen verbunden wäre und die Filtermethode ja nur den Zweck verfolgt, Alpha, weiche und harte Betastrahlen auszuschalten.

Tabelle, welche angibt, wieviel % der ursprünglich auffallenden härtesten Gammastrahlung (= 100 angenommen) von verschiedenen Metallen absorbiert werden. (Nach Fernau, Physik und Chemie des Radiums.)

Schichtdicke in mm	Aluminium in %	Messing in %	Silber in %	Blei in %	Platin in %
0.1	0	0.5	0.4	0.5	1
0.2	0.2	0.6	0.9	1	2
0.3	0.3	1	1.1	1.5	3
0.5	0.5	1.6	2	2.5	5
1.0	1	3.3	4	5	10
1.5	1.7	4.8	6.4	7.5	14
2	2.2	6.4	8	10	18
3	3.3	10	12	14	25

Tabelle, welche angibt, wieviel % der ursprünglich auffallenden härtesten Betastrahlen (= 100 angenommen) von verschiedenen Metallen absorbiert werden.

Schichtdicke in mm	Aluminium in %	Messing in %	Silber in %	Blei in %	Platin in %
0.1	12	31	37	40	60
0.2	23	52	60	64	85
0.3	32	67	75	78	94
0.5	48	84	90	92	100
1	73	97	99	100	—
1.5	86	100	100	—	—
2	92	—	—	—	—
3	98	—	—	—	—

Sekundärstrahlung. Treffen Gammastrahlen auf ein Metall, so rufen sie auch in diesem eine sekundäre Strahlung hervor und zwar ist sie für jedes Metall eigenartig. Ein je höheres spezifisches Gewicht das betreffende Metall besitzt, desto weicher ist die von ihm ausgehende sekundäre Strahlung und diese würde an der Haut unerwünschte Reizerscheinungen verursachen, deshalb empfiehlt es sich auch nicht, Blei oder ein anderes Schwermetall als Filter zu wählen.

Mit besonderer Vorliebe verwendet man als Filter Messing, also eine Metallegierung, und zwar aus dem Grunde, weil davon die wenigst reizenden Sekundärstrahlen ausgehen. Zur Abhaltung der Sekundärstrahlen werden Träger und Filter immer mit einer Umhüllung eines metallfreien Stoffes wie Gummi, Gaze, Papier, Hartgummi, Celluloid, Paraffin oder dergleichen umgeben.

Bestrahlungstechnik. Je dicker das Filter, desto länger ist die zur Hervorrufung eines Effektes nötige Bestrahlungsdauer.

Eine allgemeine Regel, mit welchen Strahlen man zu arbeiten hat, gibt es nicht. Oft läßt sich derselbe Erfolg mit Beta- oder Gammastrahlen erzielen und es ist heute noch eine Streitfrage, ob diese zwei Strahlenarten differente therapeutische Wirkungen ausüben. Histologisch lassen sich die durch Beta- und Gammastrahlen gesetzten Veränderungen nicht auseinander halten. Die Physik gibt insofern eine Richtlinie als zur Erzielung oberflächlicher Effekte weiche, für die Tiefenwirkung harte Strahlen geeignet erscheinen.

In den Anfängen der Radiumtherapie wurde meist ungefiltert bestrahlt, d. h. alle Beta- oft auch noch die Alphastrahlen ausgenützt. In den letzten Jahren ist genau so wie in der Röntgenbehandlung ein gründlicher Wandel eingetreten. Heute gibt man Gammastrahlen, da sie viel weniger irritierend wirken aber tiefer eindringen, wo angänglich den Vorzug. Oftmals werden beide Strahlenarten kombiniert.

Die Bestrahlung kann auf verschiedene Weise durchgeführt werden, so z. B. kann man die betreffenden Träger auf die zu bestrahlende Fläche auflegen, nachdem sie mit Filter versehen sind und zur Ausschaltung der Sekundärstrahlen noch in Zellstoff und Gaze, Gummi, Guttapercha oder dergleichen gewickelt wurden; man spricht dann von einer Kontaktbestrahlung. An der Haut werden die Träger am besten mit Heftpflaster befestigt und unter Umständen noch mit einer Binde umwickelt. Man kann die Träger auch in einer plastischen Masse anbringen und diese dann an der Haut oder in Körperhöhlen fixieren. Bei kosmetischen Affektionen verwendet man Plattenträger, die genaue Flächendosierung ermöglichen; man kann aber, wenn man die Konstruktion der Träger gut kennt und in ihrer praktischen Anwendung reichliche Erfahrung besitzt, auch Tuben zur Hautbestrahlung heranziehen. Natürlich muß man stets berücksichtigen, daß die Wirkung dieser, infolge stärkerer Konzentration des Salzes, an der Berührungsstelle eine viel energischere ist, als die gleich gefilterter Plattenträger, und man muß daher durch geeignete Lagerung und Verschiebung der Träger eine gleichmäßige,

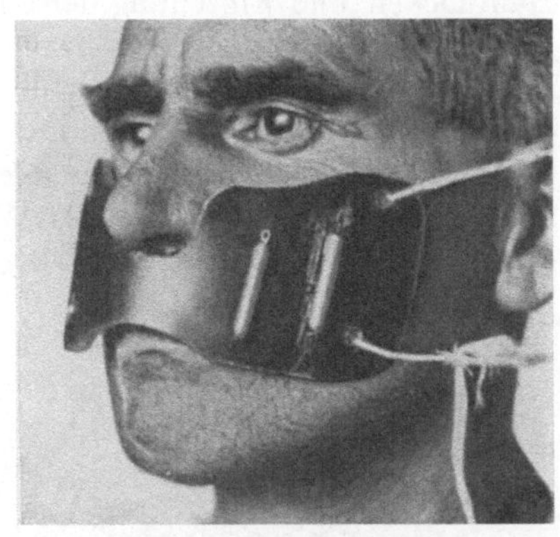

Abb. 6. Bestrahlung mit Hilfe von Masken aus plastischer Masse.

homogene Bestrahlung an der erkrankten Partie anstreben. Bei Behandlung größerer Hautflächen empfiehlt es sich, die Träger abwechselnd in vertikaler und horizontaler Richtung anzulegen,

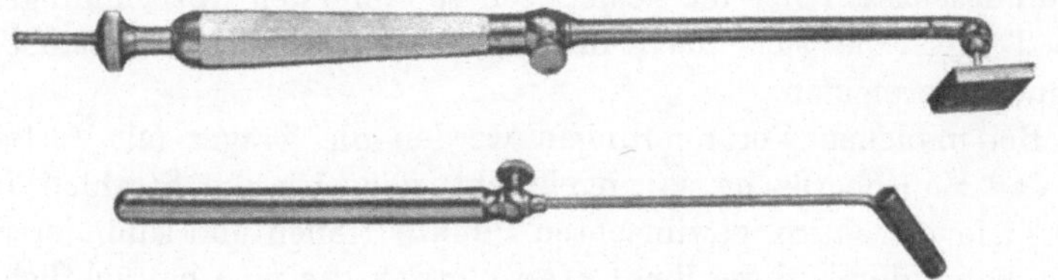

Abb. 7. Halteapparate für Plattenträger und Tuben.

um eine möglichst gleichmäßige Bestrahlung der erkrankten Stelle zu erzielen. In Betracht zu ziehen ist ferner, daß (durch Exposition einer photographischen Platte und durch Erfahrungen, die man bei der Behandlung der Kranken gewonnen hat, erhoben) ein Radiumröhrchen, wenn es der Haut angelegt ist, beiläufig in einer Breite von $1^{1}/_{2}$ cm seine stärkste Wirkung ausübt. Bei Bestrahlung mit Plattenträgern ist darauf zu achten, daß der Träger stets größer ist als die Strahlenwirkung des aufgetragenen Salzes reicht, da die seitlichen Teile des Trägers durch eine 1—2 mm dicke strahlenabhaltende Metallschicht gebildet werden und es empfiehlt sich daher, bei Behandlung größerer Hautflächen und Einteilung derselben in Felder, diese kleiner zu wählen als es der Trägergröße entspräche.

Die Kontaktbestrahlung kann nun so durchgeführt werden, daß man die Träger während der ganzen Bestrahlungszeit an der zu behandelnden Stelle angelegt läßt; oftmals empfiehlt sich aber ein anderer Weg, der als Wischmethode (Wetterer) bezeichnet wird und der darin besteht, daß der Arzt oder der Patient den Radiumträger, der natürlich kleiner sein muß als die erkrankte Stelle, auf dieser gleitend bewegt. Für Tuben gibt es dazu eigene Apparate, ähnlich einer Straßenwalze. Durch diese Bestrahlungsart erreicht man eine

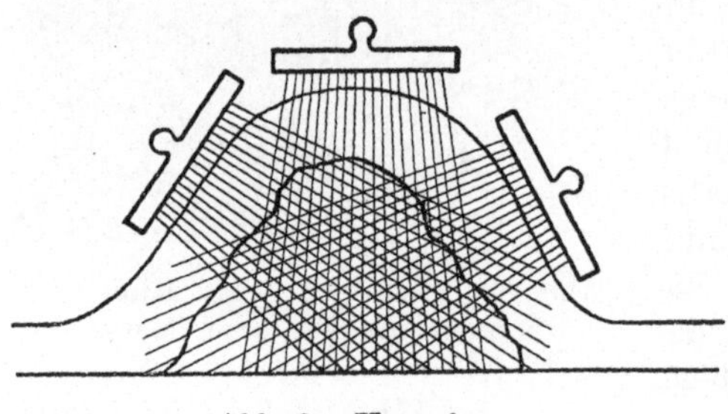

Abb. 8.   Kreuzfeuer.

gleichmäßige Strahlenverteilung an der erkrankten Hautpartie, zumindest lassen sich die kosmetisch so störenden Abzeichnungen der Träger, die sich nach intensiven Bestrahlungen einstellen können, vermeiden.

Bei manchen Veränderungen werden die Träger mit Vorteil an der Hautoberfläche so angebracht, daß sich die Strahlen in der Tiefe an einem gewünschten Punkte treffen und summieren. Man kann durch diese Kreuzfeuermethode eine beträchtliche Tiefenwirkung erzielen, ohne daß die bedeckende Hautfläche, die ja nur von einem Teil der Strahlen getroffen wird, geschädigt würde.

Um das umgebende gesunde Gewebe vor der Strahlenwirkung zu schützen, macht man bei Behandlung mit großen Dosen oftmals von Blenden Gebrauch. Man kann dazu dünne Metallplatten verwenden, z. B. solche aus Blei ausschneiden. Man muß aber immer zur Abfilterung der sehr weichen Sekundärstrahlen, die z. B. vom Blei ausgehen, diesen Metallplatten eine 10—12-fache Lage von Papier oder Gaze unterlegen um die Entstehung von Pigmentierungen zu vermeiden. Zum Schutze der gesunden Umgebung werden auch plastische Massen, die sich formen lassen und die keine metallischen Bestandteile enthalten sollen, benützt; z. B. bewährt sich die zu Abdrücken in der Zahnheilkunde übliche Gummimasse oder eine Zusammensetzung aus Hartparaffin und Wachs zu gleichen Teilen gut.

Für manche Fälle empfiehlt es sich die Träger nicht direkt der erkrankten Partie anzulegen, sondern sie in einer gewissen Distanz wirken zu lassen und man spricht dann von einer Distanz- oder Fernbestrahlung. Zu berücksichtigen ist dabei immer, daß die Radiumstrahlen, wie alle Lichtstrahlen, dem Gesetze unterliegen, das besagt, daß ihre Intensität sich umgekehrt proportional verhält dem Quadrat der Entfernung. Dieses Gesetz gilt nur für strahlende Punkte; für Flächen ergibt sich eine etwas andere Größe, da man sich diese in lauter einzelne strahlende Punkte zerlegt denken muß. Immerhin hat auch hier bis zu einem gewissen Grade das Quadratgesetz der Entfernung Geltung, die Abweichungen bei strahlenden Flächen gegenüber einer punktförmigen Strahlungsquelle betragen nur einige Prozente, die man in der Praxis vernachlässigen kann. Eigentümlicherweise ergibt die biologische Auswertung, daß die in Wirklichkeit absorbierte Strahlenmenge beträchtlich größer ist als die theoretisch berechnete.

Man benützt die Distanzbestrahlung bei kosmetischen Affektionen um die Reizung der bestrahlten Flächen zu mildern und eine gleichmäßige Wirkung auf die erkrankte Partie zu erzielen, dann bei Prozessen, die in der Tiefe gelegen sind, so vor allem bei internen und chirurgischen Erkrankungen, weiteres bei einzelnen Hauterkrankungen (z. B. Verrucae planae juveniles) die größere Hautflächen befallen; bei der Distanzbestrahlung ist der Strahlenkegel viel größer. Schließlich empfiehlt es sich, die Fernbestrahlung dort durchzuführen, wo es darauf ankommt, eine sehr große Strahlenmenge zu verabreichen.

Bevor man an die Distanzbestrahlung herangeht ist es selbstverständlich erforderlich, daß man sich mittels der photographischen Platte über die Größe des Strahlenkegels des zur Verwendung kommenden Trägers in der gewünschten Entfernung überzeugt. Man kann die Fernbestrahlung mit allen Arten von

2*

Trägern durchführen, man kann gefiltert oder ungefiltert arbeiten, doch spielt bei der Distanzierung die Filterung eine viel geringere Rolle wie bei der Kontaktbestrahlung. Man bestrahlt also bei Distanzierung auch bei kosmetischen Erkrankungen vielfach nur mit schwachen Filtern und schaltet nur in jenen Fällen, in denen man eine starke Tiefenwirkung erzielen will, zur Vermeidung jeder Art von Hautschädigungen stärkere Filter ein.

Zur Anbringung der Träger in der gewünschten Entfernung verwendet man kegelstumpfartige Gestelle aus Holz oder Draht.

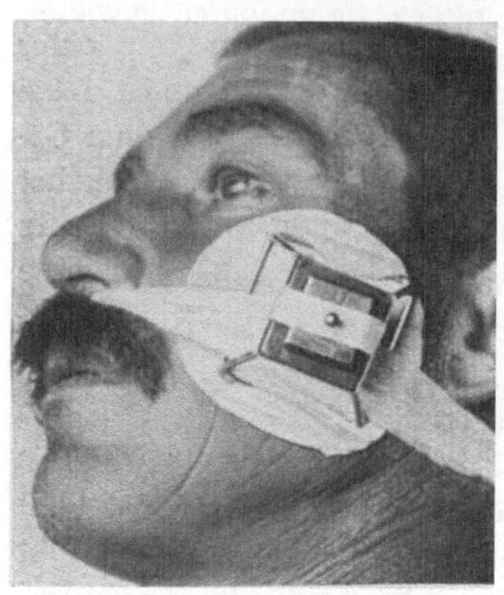

Abb. 9. Fernbestrahlung.

In den letzten Jahren tritt genau so wie bei der Röntgenbehandlung in der Radiumtherapie die Ausnützung harter Strahlen in großen Dosen in den Vordergrund. Die sogenannte Tiefentherapie wird auch bei Radium immer mehr angewendet und um eine möglichst große Strahlenwirkung auf das kranke Gewebe ohne Schädigung der Hautoberfläche zu erzielen, wird sehr viel und mit Erfolg von der Fernbestrahlung und vom Kreuzfeuer Gebrauch gemacht. Durch die sogenannte Tiefentherapie sind manche Leiden, denen man früher machtlos gegenüber gestanden ist, einer Besserung oder Heilung zugeführt worden. Legt man einen Träger der Haut an, so werden die tiefer gelegenen Schichten in einem weit geringeren Maße von den Strahlen getroffen als die Oberfläche, denn die Strahlungsintensität nimmt ja mit dem Quadrat der Entfernung ab und die zwischen dem Krankheitsherd und dem Träger befindlichen Gewebe absorbieren ebenfalls eine beträchtliche Strahlenmenge, andererseits ist die Größe der zu verabreichenden Strahlendosis durch die viel stärkere Empfindlichkeit der Haut begrenzt. Man kann diesen Verhältnissen dadurch begegnen, daß man die Strahlenquelle in einer Entfernung von der Oberfläche anbringt (Fernbestrahlung), vor allem aber durch Wahl mehrerer Eintrittsfelder also durch Kreuzfeuerbestrahlung.

Wie weit die Strahlenheilwirkung reicht, ist noch eine umstrittene Frage. Haut- und Fettgewebe absorbiert annähernd gleiche Strahlenmengen wie Wasser.

Bei der Kontaktbestrahlung trifft nur ein Bruchteil der Strahlen das Hautfeld, während die Hälfte bis zwei Drittel der Strahlen in den Raum ungenützt ausströmen. Man kann bei gewissen Erkrankungen die Bestrahlung dadurch wirksamer gestalten, daß man die strahlende Substanz in das kranke Gewebe einführt, also eine intratumorale Bestrahlung durchführt. Ein Radiumträger ist gewissermaßen mit einem Glüheisen vergleichbar.

Diese intratumorale Bestrahlung ist mit Röhrchen durchführbar, noch geeigneter dazu sind Radiumnadeln, die 1921 von Clark in Amerika angegeben wurden. Diese Radiumnadeln, die meist 1—10 mg Element enthalten, sticht man unter aseptischen Kautelen in die erkrankte Partie ein. Die Anzahl der eingeführten Nadeln richtet sich nach der Größe des Tumors; die Entfernung, in welcher zwei solche Nadeln gesetzt werden, beträgt je nach ihrer Stärke und der vorliegenden Erkrankung 1—2¹/₂ cm; die Bestrahlungsdauer richtet sich nach dem

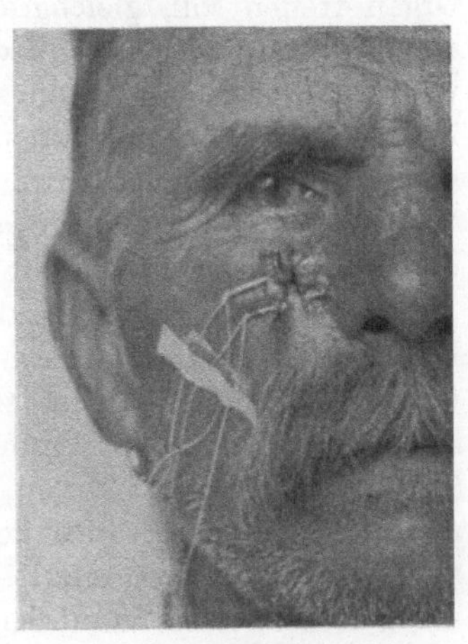

Abb. 10. Radiumnadelbehandlung.

gewünschten Effekt und reicht bis zu mehreren Tagen. Man kann zu dieser Art der Bestrahlung auch die später zu erwähnenden Emanationskapillaren benützen. Diese intratumorale Bestrahlung wird häufig mit einer Oberflächenbestrahlung kombiniert. Mittels dieser Methode erhält man eine viel homogenere Bestrahlung und viel wirksamere Effekte, als wenn die Träger nur an der Oberfläche angelegt würden und man hat sich dabei nicht durch Rücksichten auf die bedeckende Haut leiten zu lassen. Natürlich ist diese intratumorale Bestrahlung nur bei bestimmten Fällen und bei geeignetem Sitz der Erkrankung durchführbar.

Man kann die verordnete Strahlendosis auf einmal applizieren, dann die Reaktionszeit abwarten und nach dieser mit der zweiten Bestrahlung beginnen. Aus verschiedenen Gründen empfiehlt es

sich aber häufig, die notwendige Strahlenmenge in Dosis refracta
zu verordnen, d. h. den Patienten z. B. jeden oder jeden zweiten
Tag mit einem Bruchteil der Gesamtdosis zu bestrahlen, nach
der letzten Wiederholung die Latenzzeit verstreichen zu lassen
und dann abermals mit einer neuen Bestrahlungsserie zu beginnen. Diese Methode der fraktionierten oder verzettelten
Bestrahlung hat den Vorteil, geringere Reaktionserscheinungen
hervorzurufen, wobei aber die Strahlenmenge, die das erkrankte
Organ treffen soll, gleichgroß ist. Man kann annehmen, daß im
allgemeinen die therapeutische Wirkung einer bestimmten Dosis
von Radiumstrahlen, wenn sie in Bruchteilen in nicht zu großen
Zwischenräumen appliziert wird, nicht schlechter ist, als wenn sie
auf einmal verabfolgt wird. Man verwendet diese Methode mit
Vorliebe dort, wo man so große Strahlenmengen verordnen muß,
daß auch eine unerwünschte Reizung der Haut zu erwarten wäre.

Das Auftreten einer Reaktion erst nach längerer Zeit ist die
Ursache, weshalb man zwischen zwei Bestrahlungen einen gewissen Zeitraum, eine Bestrahlungspause, legt, damit sich
nicht zwei Reaktionen treffen und summieren. Im allgemeinen
(beim Arbeiten mit Dosen, welche die Erythemgrenze nicht erreichen) genügt es, wie die Praxis lehrt, diesen Zeitraum mit
zwei Wochen zu begrenzen, nur wenn man sehr große Strahlenmengen verwendet und bei Bestrahlungen an Orten, die dem
Auge nicht zugänglich sind, wird man zwischen zwei Behand-
lungen 3—6 Wochen verstreichen lassen. Setzt man die Bestrahlungspause zu groß an, so zieht sich die Behandlung erheblich in
die Länge, auch könnte bei malignen Tumoren z. B. die Therapie
den gegenteiligen Effekt erzielen, insofern als sie statt eine Vernichtung der Zellen zu bewirken, nur den Anreiz zu neuem vermehrten
Wachstum (die Richtigkeit dieser Theorie vorausgesetzt) bildet.

Dosierung. Wir besitzen für die Dosierung der Radiumstrahlen
keinen so verläßlichen Indikator wie die Röntgenologen z. B. in
den Sabouraudschen Pastillen. Die Abschätzung der zu verordnen-
den Dosis beruht auf der Wahl des Trägers mit einer bestimmten Radiummenge, dessen Strahlungsweise physikalisch genau
festgestellt ist, auf der Wahl der Strahlenart, welche durch Vor-
schaltung von Filtern reguliert werden kann und auf der Bestimmung der Zeitdauer der Einwirkung, wobei auch die Entfernung des Radiums von dem zu bestrahlenden Gewebe zu

berücksichtigen ist. Allerdings ist es ein großer Vorteil, daß die Strahlenquelle konstant ist und man daher das Auftreten von Zufälligkeiten (wie die im Röntgenbetriebe so unangenehmen Betriebsstromschwankungen) nicht zu befürchten hat.

Als Grundlage für die Dosierung ist die vorhandene Menge von Radiumelement, die nach der vom Träger ausgesandten, mittels feiner Elektroskope gemessenen Strahlungsintensität bestimmt wird, anzuführen. Gewichtsangaben des im Träger einschlossenen Salzgemisches — wie es heute noch vielfach üblich ist — erweisen sich für die Vergleichung ungeeignet. Bei plattenförmigen Trägern wird die Gewichtsmenge des Elementes auf den Quadratzentimeter Fläche bezogen, bei Tuben fällt dies natürlich weg und es bleibt also die Angabe in Milligrammelementstunden allein. Im allgemeinen wird die Wirkung von der Gewichtsmenge Radiumelement und der Zeit ihrer Applikation im wesentlichen abhängen, man benützt daher heute den Ausdruck Milligrammelementstunden als Maßeinheit. Bei Kenntnis des Filters, der Mantelstärke des Trägers und des Metalles aus dem er besteht, kann man die ausgehende Strahlenart und Menge bestimmen. Es sind dies natürlich ziemlich variable Angaben, die je nach der Form der Träger schwanken, so z. B. sind manche Tuben 4 mm, andere wieder 2 cm lang und die Wirkung dieser wird auch bei gleicher Radiummenge nicht dieselbe sein. Immerhin ist diese Meßmethode doch so zuverlässig, daß sie für praktische Zwecke vollkommen entspricht.

Als Grundlage einer zweiten Meßmethode wird vielfach jene Dosis angenommen, nach deren Verabfolgung an normaler Haut nach Verstreichen der Latenzzeit die leichtesten Zeichen eines Erythems sich bilden und man spricht von einer Erythem- oder Hauteinheitsdosis (H. E. D.). Diese Angabe allein genügt nicht, man muß die Strahlenart kennen, durch welche diese Reaktionserscheinungen hervorgerufen werden, die Art der Träger usw. Aber auch wenn man nach Milligrammelementstunden dosiert muß man natürlich die Erythemdosis als Grundlage wählen (an unserer Station ist diese für jeden Träger experimentell erprobt), die gewissermaßen eine Grenze darstellt, welche nur mit vollem Bewußtsein der Verantwortung für eventuell auftretende Schädigungen überschritten werden darf. Man soll also für jeden Träger und jede Filterkombination von vornherein experimentell

die Zeit feststellen wie lange er aufgelegt werden muß, um an
normaler Haut (man wählt am besten die Haut an den Beuge-
seiten der Extremitäten), die leichtesten Anzeichen eines Erythems
zu erzeugen. Die Dosis, nach welcher ein Erythem auftritt, hängt
auch teilweise vom bestrahlten Individuum ab; das Alter bildet
einen wesentlichen Faktor, es bedarf keiner Erklärung, daß die
dünne Haut an den Augenlidern ungleich empfindlicher ist als
jene des Rückens, ja vielleicht spielt sogar der Habitus des Patienten, ob blond oder schwarz behaart, eine gewisse Rolle insofern, als Individuen ersteren Typus sich empfindlicher erweisen;
auch die weibliche Haut ist ein wenig empfindlicher als die
männliche.

Aus diesen Gründen ist die auch heute noch mancherorts
übliche Angabe in volle, halbe, doppelte Erythemdosis ungenauer
als jene in Milligrammelementstunden; sie ist wohl geeignet eine
raschere Verständigung zwischen Radiumtherapeuten herbeizuführen, im praktischen Betriebe, wo man immer mit denselben
Trägern arbeitet, aber bewährt sich besser die Dosierung nach
Milligrammelementstunden.

Die seinerzeit von den Franzosen eingeführte Messung nach der
Aktivität, wobei die Radiumaktivität (gemessen nach der Alpha-
strahlung) des Urans die
Grundlage bildet — ein
gleiches Gewicht Ra-
dium besitzt die Ak-
tivität von 2 000 000
— ist heute allgemein
verlassen worden.

Radiumsäckchen.

Ein Zweig der Ra-
diumtherapie, der sich
recht gut bewährt hat
und leider heute noch
viel zu wenig bekannt
ist, wird mit den „Auf-
legesäckchen" oder „Ra-

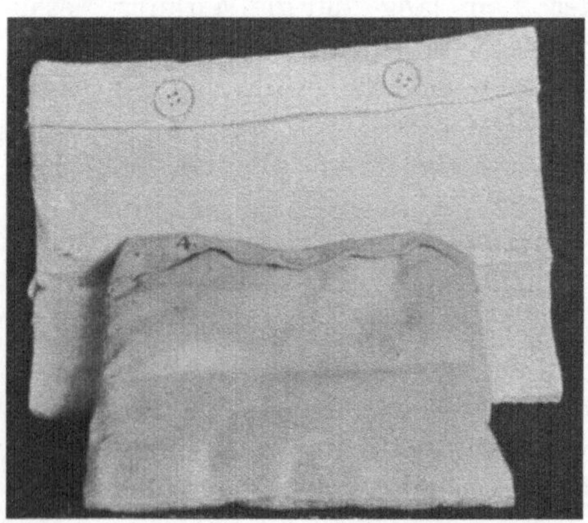

Abb. 11.   Radiumsäckchen.

diumkompressen" durchgeführt. Zur Füllung verwendet man das
Ausgangsprodukt der Radiumfabrikation, die vom Uran befreiten

Pechblenderückstände, die ohnehin ganz beträchtliche Mengen von Radium enthalten. Durchschnittlich sind in einem Kilogramm Rückständen $1/4 - 1/2$ mg Radiumelement. Näht man nun dieses Pulver in Stoffsäckchen, so erhält man ein schwaches Radiumpräparat, das, der erkrankten Stelle aufgelegt, oftmals bemerkenswerte Wirkungen erzielt. Diese Säckchen werden durch Wochen und Monate getragen, eine Schädigung des Patienten ist vollkommen ausgeschlossen, immerhin ist die Wirkung dieser konstanten schwachen Bestrahlung oft recht beträchtlich; diese Art der Therapie wird meist zur Schmerzlinderung verwendet, also bei Lumbago, Ischias, Neuralgien, tabischen Schmerzen usw. Eine heilende Einwirkung dieser milden Behandlungsart auf Tumoren oder ähnliche Zustände ist natürlich ausgeschlossen.

Radiuminjektionen.

Die Radiumtherapie kann auch auf einem anderen Wege durchgeführt werden, so wurde vielfach gelöstes oder aufgeschwemmtes Radiumsalz zur Injektion verwendet. Immer wieder wird der Versuch unternommen, eine raschere Rückbildung von Tumoren durch lokale Injektionen von Radiumsalzen zu erzielen; anfänglich gebrauchte man als Vehikel Paraffinöl, ist aber wegen der sich bildenden Fremdkörpertumoren davon abgekommen. Jetzt wird das Radiumsalz meist in vegetabilischen Ölen aufgeschwemmt, in den Tumor injiziert. Trotz mancher Meldungen über Erfolge dieser Behandlungsart haben sich diese Methoden nicht allgemeinen Durchbruch verschaffen können. Sie kommen heute auch schon deshalb nicht in Frage, weil sie mit einem Verlust dieses Elementes verbunden sind; die Einverleibung von Radiumsalzen in den Körper auf irgendeinem Wege ist auch nicht ganz gefahrlos, gelingt es doch durch größere Mengen den Tod eines Versuchstieres herbeizuführen.

Radiumemanation.

Auch die Radiumemanation findet in der Therapie vielfache Anwendung, vor allem in der internen Medizin[1]). Sie entsteht ständig durch Zerfall von Radium und stellt ein gasförmiges Element

---

[1]) Siehe Falta: Die Behandlung innerer Krankheiten mit radioaktiven Substanzen. Verlag J. Springer, Berlin 1918.

dar, sie ist spezifisch schwerer als die Luft, farb- und geruchlos,
in Wasser, Fett und anderen Stoffen löslich.

Die Gewinnung der Radiumemanation geschieht folgender-
maßen: Ein oder zwei mit einer Lösung von Radiumchlorid ge-
füllte Flaschen sind einerseits verbunden mit einer Vorlagflasche,
die nur der Absorption von schwefelhaltigen Rauchgasen dient
und andererseits mit einem großen wasserhaltigen Gefäß. Das
ganze System ist eingeschaltet in einen Kreislauf von Kautschuk-
röhren mit einem Gummigebläse. Durch dieses Gebläse wird die
Emanation beiläufig eine halbe Stunde lang aus der Stammlösung

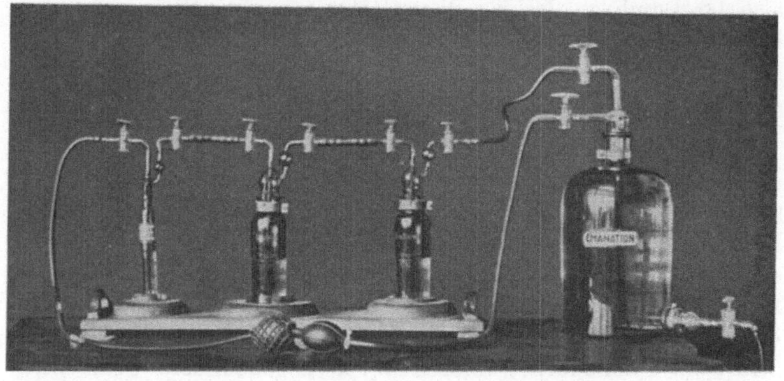

Abb. 12.   Apparat zur Emanationsgewinnung.

herausgequirlt und der Luft beigemengt in das Wasser des großen
Gefäßes geleitet, wo sie zur Absorption gelangt, und von hier wird
sie in kleinere Fläschchen gefüllt.

Die Menge der nun im Wasser enthaltenen Radiumemanation
läßt sich mit eigenen Meßmethoden genauestens bestimmen. Als
Maßeinheit für die Emanation wird in den deutschsprechenden Ge-
bieten noch die Macheeinheit gebraucht, es ist dies ein Tausendstel
der elektrostatischen Einheit. In Frankreich und in den englischen
Ländern rechnet man nach Curies und zwar ist dies jenes Emana-
tionsquantum, das mit einem Gramm Radiumelement im Gleichgewichte steht, d. h. sich in vier Wochen daraus ansammelt. Ein Tausendstel davon heißt ein Millicurie, der millionste Teil ein Mikrocurie
($=$ 2700 Macheeinheiten). In neuester Zeit gebraucht man auch
den Ausdruck „Eman", das ist 10^{-10} Curie. 1 Macheeinheit ist gleich
3.64 Eman.

Die Absorption der Emanation in Flüssigkeiten oder Gasen ist bestimmt durch die Verteilungskoeffizienten. Petroleum löst dreizehnmal soviel wie Wasser, Luft die vierfache Menge, d. h. in einer nicht vollgefüllten Flasche ist in der Luft viermal soviel Emanation als im Wasser enthalten. Man muß daher immer volle Flaschen verwenden, die gut verkorkt und mit Paraffin oder Siegellack verschlossen sind, da sonst ein Großteil der Emanation sich in der Luft über der Flüssigkeitsmenge ansammelt, beim Öffnen der Flasche entweicht und man dann zu therapeutischen Zwecken eine schwächere Lösung als gewünscht benützen würde.

Die Emanation und ihre Zerfallsprodukte senden, wie Radium selbst, Strahlen aus, so daß für die begrenzte Zeit der Lebensdauer der Emanation mit ihr ähnliche Wirkungen wie mit Radium erzielt werden können.

Die Lebensdauer der Emanation ist kurz. In 3,85 Tagen zerfällt sie auf die Hälfte, nach einer Woche sind nur mehr 25%, nach 38 Tagen ist nahezu nichts mehr vorhanden, daher ist die Emanation immer frisch zu verwenden und auf jeder Flasche ist der Herstellungstag verzeichnet. Will man die Emanation mit der Post versenden und sie erst in einigen Tagen benützen, so muß man sie so überdosieren, daß sie am Verwendungstage die richtige Stärke enthält.

Zerfall der Radiumemanation.

Tag	Prozent	Tag	Prozent
0	100	9	20
1	84	10	17
2	70	11	14
3	58	12	12
4	49	13	10
5	41	15	7
6	34	20	3
7	28	30	0,5
8	24		

Auch die meisten Quell- und Grundwässer sind emanationshaltig, doch beträgt ihr Gehalt meist nur wenige Macheeinheiten. Das Wiener Wasser ist emanationsfrei. Ebenso ist die Luft oft emanationshaltig, insbesondere dort, wo radioaktive Mineralien reichlich vorkommen; bei Windstille sammelt sich die spezifisch schwere Emanation über einem Orte an und es ist möglich, daß der Emanationsgehalt der Luft in der klimatischen Therapie (Gastein) eine Rolle spielt. —

Die Emanationstherapie kann verschieden durchgeführt werden; in Form von Bädern und Umschlägen oder als Trink- oder Inhalationskur. Die Wirkung einzelner natürlicher Heilquellen, wie z. B. von Gastein in Österreich und Joachimsthal in Böhmen, hängt mit dem hohen Emanationsgehalt ihres Wassers zusammen. Die verschiedenen Kurorte pflegen jetzt ihre Quellen auf ihre Radioaktivität untersuchen zu lassen und auf den Prospekten den Emanationsgehalt pro Liter anzugeben. So enthält die Quelle von Joachimsthal 600 Macheeinheiten, von Kreuznach 527 Macheeinheiten, die von Gastein 155, von Baden-Baden 126, von Landeck 200 Macheeinheiten. Quellen mit unter 100 Macheeinheiten pro Liter kommen wegen ihres Emanationsgehaltes für die Therapie kaum mehr in Betracht.

Künstlich radioaktivierte Bäder verwendete zuerst Neußer in Wien, der Uranerzrückstände mehrere Stunden im Wasser liegen ließ, wobei die Emanation an das Badewasser abgegeben wurde. Um ein Bad von dem ungefähren Emanationsgehalt der Gasteiner Quellen nachzuahmen, sind annähernd 30000 Macheeinheiten auf ein Vollbad (200 Liter Wasser) notwendig. Im allgemeinen verwendet man als gewöhnlichen Zusatz für künstliche Radiumbäder 30000—2000000 Macheeinheiten. Man gießt die Emanation erst im letzten Augenblick ins Badewasser und ihr rasches Entweichen in die Zimmerluft wird durch Bedecken der Wanne verhindert.

Im Bade wird ein Teil der Emanation durch die Haut aufgenommen, ein anderer größerer Teil wird dem Körper durch die Lunge zugeführt, da die Emanation aus dem Wasser bald in die Luft entweicht.

Bei Anwendung von Umschlägen wird das Umschlagtuch zuerst mit gewöhnlichem Wasser oder essigsaurer Tonerde angefeuchtet und erst knapp vor Benützung die Emanation daraufgeschüttet und der Umschlag durch Billrothbatist gegen zu rasches Verdunsten abgeschlossen.

Bei Trinkkuren werden gewöhnlich drei Dosen pro Tag verabreicht von 10000—500000 Macheeinheiten. Die Emanation, die vom Darm aufgenommen wird, gelangt in den Leberkreislauf, rechten Ventrikel, Lungenkreislauf und wird dort ausgeschieden, daher enthält das Blut, welches durch den linken Ventrikel in den großen Kreislauf gelangt, nur mehr wenig Emanation. Die Trinkkur ist somit als Therapeutikum nicht in allen Fällen empfehlenswert. Nur jene Emanation ist therapeutisch wirksam, die während ihres Aufenthaltes im Körper zerfällt; um diesen nun möglicht zu verlängern, soll sie auf vollen Magen und liegend getrunken werden.

Auch durch Inhalation emanationshaltiger Luft kann dem Patienten die nötige Menge von Emanation zugeführt werden und sie gelangt auf diesem Applikationsmodus rasch in den großen Kreislauf. In einem nicht zu großen Raume (2—4 m³) wird die Luft in eigenen Apparaten mit Emanation vermengt und der Patient verbleibt durch eine oder mehrere Stunden im Inhalationsraum. Meistens werden größere Räume für mehrere Kranke gebraucht. In einem solchen Emanatorium, das stark besucht wird, muß ständig der Emanationsgehalt am gleichen Stande gehalten werden, der verbrauchte Sauerstoff ersetzt, die gebildete Kohlensäure durch Waschung der Luft zur Absorption gebracht, und für nötige Temperaturherabsetzung der Luft Sorge getragen werden. Zur Inhalation wird ein Gemenge von Luft und Emanation verwendet, das mindestens 500 Macheeinheiten pro Liter enthält und oftmals auf 1000—2000 Macheeinheiten und mehr gesteigert wird.

Die Emanation kann schließlich auch in Salbenform Anwendung finden, insofern, als man die Salbengrundlage mit Emanation beschickt, d. h. emaniert. Natürlich ist die Anwendungsdauer solcher Salben eine begrenzte, d. h. sie sollen täglich frisch bereitet werden.

Die Dosen, welche in der Emanationsbehandlung verordnet werden, schwanken außerordentlich; ähnlich wie in der Bädertherapie kann man ab und zu leichte Reaktionen in Form von Unbehagen, Schwindel, Nervosität usw. beobachten. Es ist aber im Tierexperiment nachgewiesen, daß die Dosis toxica und letalis außerordentlich hoch liegt, jedenfalls viele Millionen Macheeinheiten übersteigt. Natürlich muß zur Erzielung eines Erfolges die Emanationsbehandlung durch einige Wochen hindurch fortgeführt werden.

In neuester Zeit werden die Emanation und ihre Zerfallsprodukte auch zu Bestrahlungszwecken benützt. Sie wird aus der Radiumlösung ausgepumpt, in Glascapillaren aufgefangen und diese senden 3 Stunden nach ihrer Herstellung dieselben Strahlen aus wie ein Radiumsalz. Die Stärke dieser Emanationscapillaren nimmt in konstantem, aus Tabellen ersichtlichem Maße in kurzer Zeit ab und die Verwendungsdauer dieser Capillaren zu

Bestrahlungszwecken ist daher nur auf Tage beschränkt. Weitere
Nachteile sind, daß man stets die Zeit der Herstellung dieser
Röhrchen kennen muß, um sich ihre Stärke bei Beginn der Behandlung auszurechnen, und daß trotz alledem die Dosierung
nicht so genau wie beim Arbeiten mit fixen Radiumträgern ist.
Die Herstellungsart dieser Capillaren ist sehr kompliziert; man
muß mindestens $1/2 - 1$ Gramm Radium zur Verfügung haben,
um den Betrieb rentabel zu gestalten, so daß sich diese Ein-
richtung nur für Großstädte lohnt. 1 Gramm Radiumelement produziert in 24 Stunden 165 Millicurie an Emanation, welches Quan-
tum der Strahlung von 165 mg Radiumelement entspricht. Die
Vorteile der Emanationscapillarmethode liegen auf der Hand. Man
ist gegen den Verlust der Radiumträger geschützt, kann diese Capillaren mittels Post versenden und vor allem lassen sich diese
Röhrchen so klein gestalten, daß sie überall mittels Hohlnadeln
eingeführt werden können. Gar vielfach werden sie, wenn ihre
Entfernung schwierig ist, durch Jahre hindurch in Tumoren und
Operationsnarben gelassen, ohne daß über dadurch entstandene
Schäden berichtet worden wäre.

Mesothorium.

Von den übrigen radioaktiven Elementen hat in der praktischen Medizin zu therapeutischen Zwecken vor allem das von
Hahn entdeckte Mesothorium Eingang gefunden. Es kommt
nur mit Radium gemengt in den Handel und die Strahlung ist
jener des Radiums ähnlich. Seine Betastrahlen sind leichter ab-
sorbierbar und auch die Gammastrahlen sind in geringerer Anzahl vorhanden. Es ist ein Abkömmling des Thoriums und zerfällt seinerseits wieder in Radiothorium, Thorium X, Thoriumemanation, Thorium A, B, C und schließlich Thorium D, anschei-
nend Blei. Alle diese Körper senden verschiedene Strahlen aus,
und ähnlich wie bei den Zerfallsprodukten des Radiums ist ihre
Lebensdauer außerordentlich verschieden. Da Mesothorium stets
Radium enthält, so werden durch letzteres auch die Aktivitätsver-
hältnisse stark beeinflußt. Seine Aktivität steigt unmittelbar nach
der Darstellung an und erreicht nach 10 Jahren das Maximum.
Von diesem Zeitpunkt an klingt es mit der Halbwertszeit von
6.7 Jahren ab. Schließlich bleibt allerdings bei den käuflichen
Mesothoriumpräparaten, wenn das Mesothorium zerfallen ist, noch

immer das beigemengte Radium als strahlender Körper übrig. Infolge seiner kurzen Lebensdauer ist die Anschaffung des Mesothoriums trotz seiner bedeutenderen Billigkeit im Vergleich zu Radium wenig ökonomisch. Die Messung von Mesothorpräparaten erfolgt nach der Gammastrahlenmethode, und unter 1 mg Mesothor versteht man diejenige Menge, welche dieselbe Gammastrahlung besitzt wie 1 mg Radiumelement. Die Anzahl der in der Literatur festgelegten Veröffentlichungen über Mesothoriumbehandlung der Hautkrankheiten ist weit geringer als jene mit Radium und auch wir verfügen nicht über ausgedehnte eigene Erfahrungen. Vor Ankauf von Mesothoriumpräparaten aus nicht ganz einwandfreier Quelle sei auf das eindringlichste gewarnt.

Doramad. Eine andere Behandlungsmethode stellt die von Jadassohn eingeführte Doramadtherapie dar. Doramad ist Thorium X, ein reiner Alphastrahler, der als Nebenprodukt bei der Glühstrumpffabrikation gewonnen wird und von den Chemischen Werken in Berlin in Salbenform oder Lösungen in den Handel gebracht wird. Die breite Anwendung ist einerseits wegen des hohen Preises des Präparates, andererseits dadurch, daß die Halbwertszeit des Doramad nur $3^{1}/_{2}$ Tage beträgt, das Mittel daher immer frisch bezogen werden muß, beschränkt. Die Hauptgebiete häufiger Anwendung sind Hautkrankheiten, bei denen es auf eine oberflächliche Wirkung ankommt.

Radium und Röntgen.

Es ist am Platze, einige Worte über das Verhältnis von Radium- und Röntgenstrahlen zu sagen. Beide Strahlenarten üben ja sehr verwandte Wirkungen aus und oftmals läßt sich durch eine dieser Bestrahlungsarten dasselbe erzielen wie durch die andere, so daß die Wahl des Vorgehens ausschließlich von lokalen Umständen abhängen wird. In anderen Fällen wiederum gibt die eine Strahlenart bessere Erfolge als die andere, vielfach ergänzen sich Radium und Röntgen in idealer Weise. Immerhin sind Radium-Gammastrahlen härter als jene der neuesten Röntgenapparate und es liegen Beobachtungen vor, daß röntgenrefraktäre Epitheliome sich durch Radium noch beseitigen ließen, während manche Autoren den gegenteiligen Fall nie feststellen konnten. Vielleicht spielt auch die der Zeit nach viel längere Dauer der Einwirkung bei einer Bestrahlung mit Radium eine Rolle.

Man wird Radium vor allem dort bevorzugen, wo man an einer circumscripten Stelle eine sehr energische Wirkung erzielen will, sei dies nun an der Hautoberfläche oder in den tiefer gelegenen Organen. Ganz besonders geeignet ist das Radium zur Einführung in Körperhöhlen. Das Uterus- und Ösophaguscarcinom sind klassische Beispiele für die Indikation zur Radiumbestrahlung. Kleinen Carcinomrecidiven in Drüsen wird man vielleicht mit Radium oftmals besser beikommen können als mit Röntgenstrahlen. Die Einführung von Radiumnadeln oder Emanationscapillaren ist ein weiterer technischer Fortschritt und dadurch wird die Indikation zur Radiumbehandlung bedeutend erweitert. Natürlich kann es in vielen Fällen vorteilhafter sein, beide Methoden, Radium- und Röntgenbestrahlung, zur Anwendung zu bringen. Weitere praktische Erprobungen werden über die Kombination beider Mittel Aufklärung bringen und vielleicht auch so manche ungeklärte Differenz in der Wirkung dieser beiden Strahlenarten verständlich machen, z. B. reagieren Angiome viel besser auf Radiumbestrahlungen und die Röntgentherapie tritt gerade bei Behandlung dieser Erkrankung gegen erstere in den Hintergrund. Recidiven auf Röntgenbehandlung eines Tumors sprechen vielleicht auf eine Radiumbestrahlung besser an und umgekehrt. Wohl ist es bekannt, daß nach sehr intensiven Radiumbestrahlungen auch Allgemeinerscheinungen, ähnlich jenen nach Röntgen, folgen können; sie treten aber erst nach so großen Dosen auf, wie sie nur ganz ausnahmsweise verwendet werden. Man kann oftmals bei gleichbleibender Wirkung einem Kranken den fürchterlichen Röntgenkater ersparen, wenn man an Stelle dieser Strahlen Radium benützt. Die Kombination beider Strahlenarten wird oft so durchgeführt, daß man einen Tumor in einer Körperhöhle direkt mit Radium behandelt und von außen eine energische Bestrahlung der Drüsen mit Röntgen durchführt. Man muß bei der kombinierten Methode nur berücksichtigen, daß Radium- und Röntgenstrahlen sich kumulieren, man muß daher auf Gesamtdosis und Latenzzeit achten. Auch ein Großteil der Gynäkologen, die insofern in der Frage Radium oder Röntgen ein gewichtiges Wort zu sprechen haben, weil sie an ein- und demselben Objekte beide Mittel in ausgedehntem Maße in Anwendung gebracht haben und schon auf langjährige Beobachtungen zurückblicken können, geben in der Carcinomtherapie meist Radiumstrahlen

den Vorzug, und wenn dieses Mittel sich noch nicht so eingebürgert hat wie die Röntgentherapie, so liegt der Grund dafür
wohl nur in der Seltenheit und in dem hohen Preise des Radiums.

Zwecke und Wirkungen der Radiumbestrahlung.

Durch die oben geschilderte, vielfach variationsfähige Radiumbestrahlung werden die kranken Gewebe in verschiedenartiger
Weise beeinflußt und daher verschiedene Effekte erzielt. Radium
ist, wie schon Wickham und Degrais hervorhoben, als ein
spezifisches Heilmittel aufzufassen; eine schematische Aufstellung
der zur Behandlung der verschiedenen Erkrankungen nötigen
Strahlenarten und Dosen genügt nicht, man muß sich in jedem
einzelnem Falle vor Augen halten, was man erreichen will und
kann, und auf welchem Wege dies am besten gelingt, und nur
so wird der größtmögliche Erfolg zu erreichen sein. Lange Jahre
hindurch hatte das sogenannte Arndt-Schultzesche biologische
Grundgesetz das besagt, daß schwache Reize die Lebenstätigkeit
der Zellen anfachen, mittelstarke sie fördern, starke sie hemmen
und sehr starke sie aufheben, in der Strahlentherapie volle Geltung. In neuester Zeit wird die Reizwirkung von einer Reihe
von Röntgenologen (Holzknecht) als unbewiesen abgelehnt.

Trotzdem die bis heute vorliegenden Experimente und Untersuchungen nicht die Möglichkeit bieten alle Effekte einer Bestrahlung restlos zu erklären, soll im folgenden, von praktischen
Gesichtspunkten ausgehend, der Versuch unternommen werden,
die verschiedenen Strahlenwirkungen zu erläutern.

Die verschiedenen Zellarten und Gewebe sind Strahlen gegenüber verschieden empfindlich und gerade wegen dieser selec-
tiven Zellbeeinflussung ist uns Radium besonders wertvoll.
Ein Gewebe das reich an Blut und Lymphcapillaren ist, erweist sich
empfindlicher als normale Haut; auch die Schleimhaut verträgt
nicht so große Dosen als die Haut. Entzündliches und pathologisches
Gewebe absorbiert Strahlen im vermehrten Maße, während ödema-
töse Haut wenig empfindlich ist. Von normalen Geweben und Zellen
sind besonders strahlenempfindlich weiße Blutkörperchen und die
blutbereitenden Organe, daran schließen sich Ovarium, Hoden und
Thyreoidea, während Bindegewebe, Muskulatur, Knorpel und Knochen sehr große Dosen vertragen ohne von ihnen geschädigt zu
werden. Die Haut steht in der Mitte zwischen diesen zwei Gruppen.

Rasch wachsende Zellen sind radiumempfindlicher als das normale Gewebe auch dann, wenn sie an einem älteren Individuum vorkommen. Aber die Beeinflussung so mancher gutartiger, nur wenig fortschreitender Hautepitheliome würde durch diese Tatsache allein nicht erklärt. Es kommt hinzu, daß unreife undifferenzierte Zellen, die sich dem embryonalen Typ nähern, ganz außerordentlich strahlensensibel sind.

Die ganze Strahlentherapie maligner Tumoren beruht auf diesen Tatsachen. Will man eine Einschmelzung pathologischer Zellen erwirken, so hat die Dosis so groß zu sein, daß die anormalen Zellen entweder dauernd geschädigt werden oder vor ihrer Wiedererholung durch eine zweite oder dritte Bestrahlung in ihrem weiteren Wachstum verhindert werden, während der normalen Zelle Zeit zur Erholung geboten werden soll. Der Angriffspunkt der Radiumstrahlen dürfte der Zellkern (und zwar das Chromatin wie jetzt allgemein angenommen wird) sein, er wird so geschädigt, daß die Zellteilung durch normale Mitosenbildung behindert ist.

In vielen Fällen wünscht man durch die Radiumbestrahlung lediglich eine Umstimmung der erkrankten Zellen herbeizuführen, wobei mit dem Namen Umstimmung alle jene biologischen Vorgänge bezeichnet werden, die sich unserem direkten Nachweise entziehen. Es spricht manches dafür, daß der durch die Bestrahlung angeregte Abbau des pathologischen Gewebes und die infolge Schädigung des Zellkernes gehemmte Zellteilung dabei eine Rolle spielt. Bei akuten Dermatitiden wird diese Art der Wirkung genügen. Man arbeitet in solchen Fällen mit kleinen Mengen harter Strahlen und wird eine Dosis, welche eine intensive Reizung der an und für sich irritierten Zellen hervorrufen könnte, zu vermeiden haben.

Bei anderen Erkrankungen wieder wird die Bestrahlung die Aufgabe übernehmen, eine unter der Norm funktionierende Zelle zu ihrer physiologischen Leistung zu bringen: es wird also nur eine Anregung der Zellen angestrebt, der Reiz darf nicht zu stark sein, da sonst die Zelle mit einer dauernden Einstellung ihrer Funktion antworten könnte. Die oft günstige Wirkung der Röntgentherapie bei Amenorrhoen wird z. B. auf diese Weise erklärt. Von vielen Seiten wird ja auch angenommen, daß eine zu schwache Bestrahlung maligner Tumoren als Anreiz zu nur vermehrter Zellteilung und Proliferation, als sogenannter Peitschenhieb wirke.

Es ist sicher, daß nicht alle Gewebselemente auf die gleiche Strahlendosis in gleich intensiver Weise reagieren. Die Endothelien abnorm gebildeter Gefäße erweisen sich leicht beeinflußbar und die Radiumstrahlen führen bei cavernösen Angiomen auf diesem Wege zu einer Verödung der pathologischen Gefäße und diese Wirkung kann durch Dosen erzielt werden, welche weit unter der Grenze liegen bei der eine Entzündung die Ursache des Erfolges ist.

In anderen Fällen wählt man Radiumstrahlen zur Hervorrufung einer Entzündung verschiedenster Grade. Oftmals wird es zur Erzielung des Erfolges genügen, wenn selbe so minimal ist, daß sie klinisch nur in leisesten Zeichen in Erscheinung tritt. Natürlich spielt nicht allein die Entzündung eine Rolle, sonst könnte man ja denselben Effekt auch mit anderen Mitteln erzielen. Es wird wohl eine Kombination dieser entzündlichen Wirkung der Radiumstrahlen mit der zelleinschmelzenden oder umstimmenden und Mitosenbehindernden die Ursache des Erfolges sein. Diese entzündliche Komponente ist eine stetige, oft erwünschte, manchmal aber recht unliebsame Begleiterscheinung, wenn man mit großen Dosen vorgeht.

Beabsichtigt man eine oberflächliche Wirkung, arbeitet man mit weicheren Strahlen, ist ein entzündlicher Reiz auch in tieferen Schichten erwünscht, wendet man ausschließlich harte Strahlen an.

Schließlich kann man die zerstörende Wirkung der Radiumstrahlen ausnützen und zu therapeutischen Zwecken eine Reaktion dritten Grades, ein Radiumulcus setzen.

Natürlich verzichtet man unter solchen Umständen auf die rein selektive Wirkung und es wird auch ein Teil des normalen und zur Ausheilung wertvollen Gewebes von der Nekrose betroffen. Es ist selbstverständlich, daß ein solches Vorgehen bei kosmetischen Affektionen niemals in Anwendung kommen darf. Nun gibt es aber maligne Tumoren die rasch wachsen und die auf kleinere Dosen nicht ansprechen; in einem solchen Falle — sie sind im allgemeinen außerordentlich selten — und nur wenn alle anderen Wege (Operation) ohne Erfolg versucht wurden, wird man hie und da nicht davor zurückschrecken, diesen höchsten Grad der Radiumwirkung in Anwendung zu bringen.

Die den Kranken dadurch verursachten Beschwerden sind beträchtlich, immerhin hat man durch ein solches Vorgehen, wenn der Tumor dadurch beseitigt wird, dem Patienten genützt, denn ein Radiumulcus macht nur Schmerzen, während der Tumor das Leben bedrohen kann.

Eine auffallende Wirkung der Radiumstrahlen ist die Milderung bzw. Beseitigung von neuralgischen Schmerzen, Pruritus usw. Eine Erklärung für diese analgetische Wirkung ist vorläufig nicht gegeben, da wir andererseits wissen, daß die peripheren Nervenelemente der Radiumstrahlung gegenüber sehr widerstandsfähig sind, wofür auch die lebhaften ein Radiumulcus begleitenden Schmerzen sprechen, und so müssen durch die Bestrahlung doch feinere Vorgänge ausgelöst werden, die sich unserer genaueren Kenntnis entziehen.

Von der experimentell festgelegten bactericiden Kraft der Radiumstrahlen macht man praktisch keinen Gebrauch, da sie viel zu gering ist. Wollte man in der Haut liegende Bakterien durch Radiumstrahlen vernichten, so könnte dies nur auf dem Umwege der Erzeugung einer Gewebsnekrose geschehen. Und doch haben Radiumstrahlen einen beträchtlichen therapeutischen Einfluß auf bakterielle Prozesse wie Tuberkulose, Aktinomycose, Lepra usw. Diese Wirkung läßt sich nicht anders erklären, als daß der Abbau des pathologischen Gewebes und die Anregung der lokalen reaktiven Kräfte einen Zustand herbeiführen, welcher für die Weitervermehrung der Bakterien oder Pilze zeitweilig einen ungünstigen Boden schafft und daß, wenn dieser Effekt längere Zeit anhält, die Mikroorganismen zugrunde gehen.

Eine weitere Wirkung der Strahlen ist ihr hemmender Einfluß auf die Drüsen und epithelialen Anhangsgebilde der Haut. Meist werden zur Erzielung dieses Effektes wohl die Röntgenstrahlen, nur ausnahmsweise Radium, verwendet. Als ein typisches Beispiel dieser Art mag die Dauerepilation des Frauenbartes dienen. Die Radiumempfindlichkeit der Hautdrüsen ist nur um ein Geringeres größer als jene der übrigen Zellen der Haut, eine dauernde Atrophie der Haut ist also, wenn man die pathologisch funktionierenden Drüsen in ihrer Tätigkeit einschränken will, meist nicht zu umgehen, immerhin ist dieser Zustand für den Patienten oftmals erträglicher als sein früheres Leiden.

Klinischer Teil.

Die Indikationen und Erfolge der Radium- bestrahlung bei Hautkrankheiten.

Die therapeutische Anwendung der Radiumstrahlen ist im Laufe der Jahre bei allen möglichen Hautkrankheiten versucht worden und bei vielen Dermatosen haben sich so günstige Resultate erzielen lassen, daß sie den Wirkungen älterer Behandlungsmethoden gleichgestellt werden können. Bei einer anderen Reihe von Hautkrankheiten hat sich die Radiumtherapie den anderen zur Verfügung stehenden Mitteln überlegen erwiesen und gerade diese Gruppe von Dermatosen soll im Folgenden eingehender berücksichtigt werden.

Haemangiome. Lymphangiome.

Eines der dankbarsten Gebiete der Radiumtherapie stellen Haem- und Lymphangiome dar und gerade bei ihnen ist der Effekt der Bestrahlung in manchen Fällen ein so vorzüglicher, wie er mit keiner anderen Methode zu erreichen ist. Dies bezieht sich aber nur auf gewisse Formen dieser Hautveränderung, die im Folgenden näher besprochen werden sollen.

Die Blutgefäßgeschwülste der Haut sind ihrem Wesen nach bekanntlich nicht einheitlich; die Mehrzahl derselben ist als Anlageanomalie, als Naevus, aufzufassen, ein geringerer Teil gehört den acquirierten Geschwülsten an. In der Praxis und besonders bezüglich der therapeutischen Maßnahmen spielt dieser genetische Unterschied keine bedeutende Rolle, man kann daher die verschiedenen Formen der Gefäßgeschwülste in Bezug auf die Radiumbehandlung zusammenfassend besprechen ohne die vorerwähnten Umstände in Betracht zu ziehen.

Bevor man an die Behandlung der Angiome herantritt, sind einige allgemeine Fragen zu beantworten, welche auf die Indikationsstellung Einfluß nehmen. Die erste Frage die sich ergibt betrifft den **Zeitpunkt des Beginnens der Therapie.** Soll man schon Säuglinge behandeln oder warten bis die Kinder älter werden? Man wird sich erinnern, daß Spontanheilungen der Angiome in der Literatur bekannt sind und man könnte auf Grund dessen zu dem Entschlusse kommen, die Behandlung noch hinauszuschieben. Nun sind diese Spontanheilungen außerordentlich selten, sie beziehen sich meist auf eine Gruppe halbseitig lokalisierter, an der Stirn und am Nacken auftretender flacher Gefäßnaevi von blasser Farbe; viel öfter kommt aber das Gegenteil vor, daß die Angiome im späteren Alter deutlich hervortreten dadurch, daß die angeborenen Anlagen durch Erweiterung der Gefäßlumina in ihrem Umfange markanter werden oder daß sie tatsächlich peripher weitergreifen. Die feststehende Erfahrung, daß die Radiumtherapie auf jugendliches Gewebe intensiver einwirkt als auf ausgereifte Zellen bedeutet eine weitere Begründung für die Regel, mit der Behandlung möglichst frühzeitig zu beginnen.

Es besteht kein allzugroßer Unterschied in der Radiumsensibilität der Angiome von Säuglingen und Kindern der ersten Lebensjahre, wohl läßt sich aber eine Gefäßgeschwulst bei Erwachsenen nur mit viel größerer Mühe und viel schlechterem Erfolge zur Rückbildung bringen als eine solche bei einem Kinde.

Eine weitere Frage ist: wie verhält man sich **exulcerierten Angiomen gegenüber?** Eine Schädigung der Hautoberfläche über Angiomen gehört nicht zu den Seltenheiten; es ist ja begreiflich, daß die veränderte Haut Kratzeffekten und anderen Einflüssen gegenüber viel empfindlicher ist als die normale Umgebung. Die Exulceration spielt sich meist im Zentrum, d. h. auf der Kuppe des Angioms ab. Besonders prädisponiert sind dazu jene Gefäßgeschwülste, die in Hautfalten gelegen sind. Einzelne dieser exulcerierten Angiome (es sind dies vor allem jene, bei denen nur die oberflächlichste Schichte exulceriert ist) heilen schon auf eine einmalige Bestrahlung zu, viel öfter aber kommt das Gegenteil vor; eine Bestrahlung mit selbst minimalsten Dosen kann ein auch nur oberflächlich exulceriertes Angiom zu weitgehendem Zerfall führen. Bei den tiefgreifend zerfallenen Angiomen ist eine Behandlung oft von Schmerzen

gefolgt, ja sie kann auch eine langwierige Verzögerung der Über-
häutung mit sich bringen. Es ist daher besser ein exulceriertes
Angiom nicht der Radiumtherapie
zuzuführen, sondern abzuwarten, bis
es sich unter Salbenbehandlung wieder überhäutet hat. Auch bei den
an der Oberfläche nur schuppenden
Angiomen ist Vorsicht am Platze.
Besteht eine Pediculosis capitis, so
wird man zuerst diese zur Abheilung
bringen und dann erst mit der Bestrahlung beginnen. Bei in Hautfalten gelegenen Angiomen empfiehlt
sich die Anlegung eines Schutz-
verbandes.

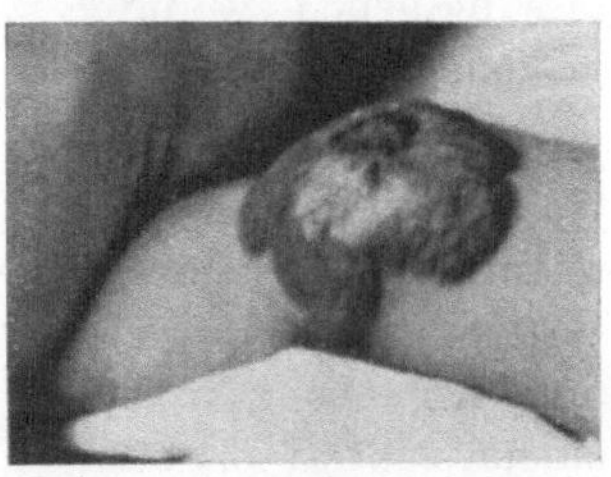

Abb. 13. Spontan ulceriertes
cavernöses Angiom vor der
Bestrahlung.

An einigen Körperstellen sind
die Angiome manchmal vergesell-
schaftet mit elephantiastischen Bil-
dungen; meist kommt dies wohl
an den Lippen zur Beobachtung.
Durch Radiumbestrahlung lassen
sich die Gefäße zur Rückbildung
bringen, aber auch nach Ausheilung
der Gefäßgeschwulst würde eine
entstellende wulstartige Vortrei-
bung der Haut zurückbleiben. Es
tritt daher die Notwendigkeit
heran, die Bestrahlung mit einer
verkleinernden kosmetischen Operation zu kombinieren und da
entsteht nun die Frage, was soll
zuerst ausgeführt werden, die
Radiumbestrahlung oder die
Operation? Es empfiehlt sich
nun in den meisten Fällen die
Operation voranzuschicken, denn
es kommt vielfach im Anschlusse

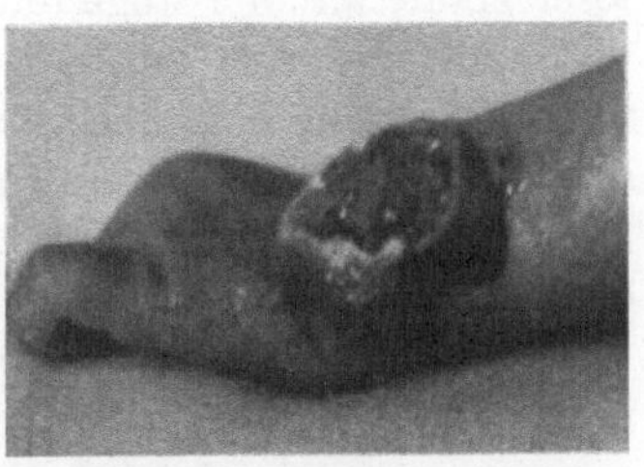

Abb. 14. Fall 13 nach der Bestrahlung mit kleinsten Dosen an
der Grenze der gesunden Haut.

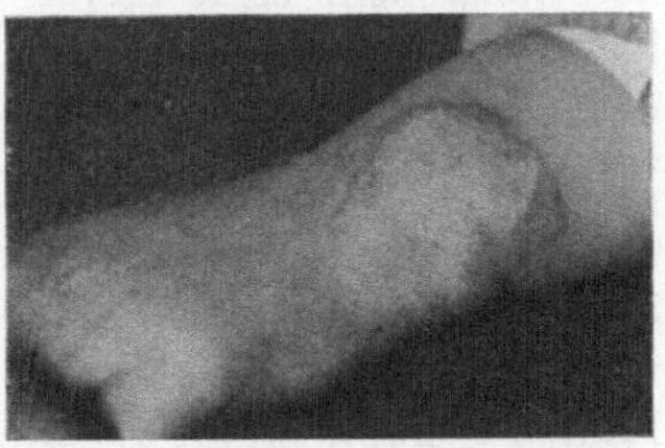

Abb. 15. Fall 13. Schlechte Abheilung mit Narbenbildung nach
sechsmonatlicher Radium-
behandlung.

daran zu einer Abblassung oder Ausheilung des Angioms in der
nächsten Umgebung der Operationsnarbe, andererseits kann ein

Trauma (und auch die Operation stellt ein solches dar) im oftmals bestrahlten Gewebe zur Bildung eines Radiumulcus Veranlassung geben, wodurch wieder der kosmetische Erfolg in Frage gestellt wird.

Einzelne Formen der durch Gefäße bedingten Hautveränderungen eignen sich nicht zur Radiumbestrahlung, da man bequemere und rascher zum Erfolg führende Methoden zu ihrer Beseitigung kennt, das sind: Vereinzelte Teleangiektasien und der sternförmige oder Spinnennaevus, bei dem von einem zentral erweiterten Gefäß Reiserchen radienförmig ausstrahlen. Elektrolyse, Thermokauter, Skarifikation beseitigt diese Veränderungen rasch und dauernd. Ebenso sind für die Radiumbestrahlung nicht geeignet kleine Angiome, die man oft an fettloser Haut, an den Augenlidern, an den Lippen und am Genitale vorfindet, die nur aus einzelnen, oder wenigen maximal erweiterten Gefäßen bestehen, also gewissermaßen Blutcysten darstellen. Auch bei diesen Formen erzielt man mit dem Thermokauter oder der Operation bessere und raschere Erfolge als mit der Radiumbestrahlung.

Für die Radiumbehandlung der Gefäßgeschwülste gilt der Satz: Je cavernöser das Angiom, desto besser reagiert es auf die Bestrahlung. Natürlich hat auch dies seine Grenzen, denn der kosmetische Erfolg wird bei einem Angiom mit maximal gespannter Hautoberfläche auch nach erfolgter Rückbildung der Gefäße ein schlechterer sein als bei solchen Geschwülsten, bei denen der anatomische Aufbau der Haut erhalten geblieben ist.

Naevus flammeus. Es klingt paradox, daß die flachen Angiome (Naevi flammei) am schwersten zu behandeln sind und daß sie in den meisten Fällen nicht zu völliger Rückbildung gebracht werden können. Einen Hinweis für die Indikationsstellung zur Radiumtherapie ergibt die Diaskopie. Blaßt ein Naevus flammeus auf Druck nicht vollkommen ab und bleiben tiefblaue und rote Flecke oder ein bräunlicher Farbenton zurück, dann ist wohl nur eine Besserung, und auch die vielleicht nicht in allen Fällen, zu erzielen.

Den Naevus flammeus durch größere Radiumdosen zu beseitigen, ist in der Regel leicht möglich, bei nicht ganz kunstgerechtem Vorgehen bleibt aber an Stelle der früher gleichmäßig roten Partie eine alabasterweiße Haut zurück, in welcher mit der Zeit Teleangiektasien auftreten, es kann zu Pigmentierungen kommen, die Trägergrenzen zeichnen sich ab, so daß ein gesprenkeltes Bild entsteht, das kosmetisch ungemein stört. Erzielt man nicht einen schrittweisen gleichmäßigen Rückgang des Naevus flammeus, so hat man durch die Bestrahlung nur geschadet. Dies sind die Gründe, weshalb einzelne Autoren die Radiumbehandlung des Naevus flammeus überhaupt ablehnen, sehr mit Unrecht, denn eine Besserung — Abblassung — manchmal sogar eine völlige Heilung läßt sich wohl fast in jedem Falle erzielen und von allen Mitteln, welche zur Behandlung der flachen Angiome angegeben sind, bewährt sich, außer Kohlensäureschnee, Radium noch am besten. Es gehört große Erfahrung dazu, um ein gutes kosmetisches Resultat zu erzielen und es sollte sich an die Bestrahlung des Naevi flammei nur ein Arzt heranwagen, der bezüglich Radiumtherapie bereits reichliche Erfahrung besitzt.

Es empfiehlt sich, nicht mit der Behandlung der ganzen angiomatösen Partie zu beginnen, sondern sich durch Probebestrahlung einer kleinen Stelle über den zu erzielenden Erfolg Übersicht zu verschaffen. Auch die Ausdehnung des Naevus flammeus spielt in der Prognose insofern eine Rolle, als die Haut an verschiedenen Stellen auch verschieden radiumempfindlich ist (Augenlider!) und es technisch sehr schwierig ist, die Dosierung so vorzunehmen, daß der Rückgang gleichmäßig erfolgt. Man wird auch die Bestrahlung nicht übertreiben dürfen, sondern sich oft mit einem halben Erfolg, mit einer Abblassung zufrieden geben müssen.

Cavernöse cutane Angiome. Bei den cavernösen Blutschwämmen ist die Radiumbehandlung die aussichtsreichste Therapie, mit keiner Methode lassen sich auch nur annähernd so gute Erfolge erzielen wie mit einer Bestrahlung. Der große Vorteil der Radiumtherapie ist, daß durch sie die Gefäße allein zur Rückbildung gebracht werden, ohne daß die das Angiom deckende Hautoberfläche die geringste Schädigung erleiden würde. Die Angiome heilen daher nicht — wie es oftmals zu lesen ist — mit Narbenbildung ab, die bedeckende Hautpartie wird entweder ganz normal, oder, wenn das Angiom sehr prominent war, dünn

und gefaltet, gewissermaßen atrophisch. **Erektile und pul-
sierende Angiome** geben eine schlechtere Prognose, manchmal
erweisen sie sich völlig radiumrefraktär.

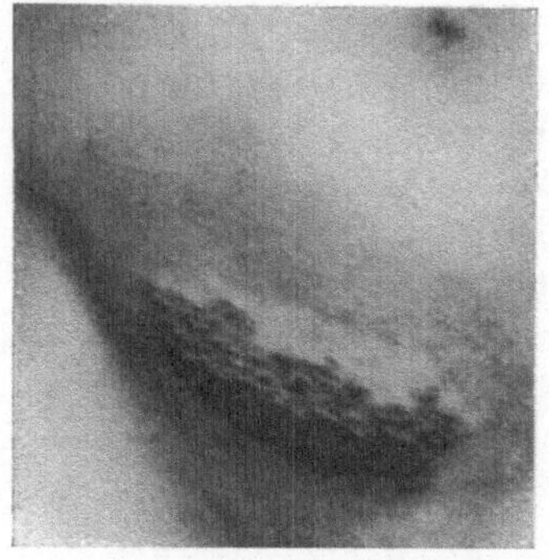

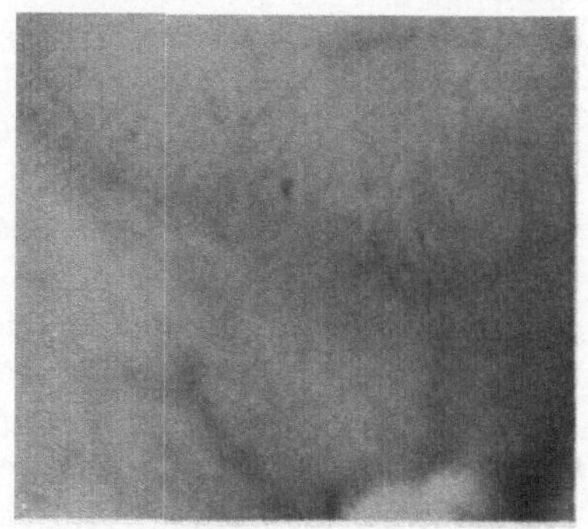

Abb. 16. Cavernöses Angiom.   Abb. 17. Fall 16 nach der Behandlung.

Cavernöse subcutane Angiome. Nicht so sicher ist der Erfolg vorauszusagen bei den subcutanen Angiomen, immerhin sind

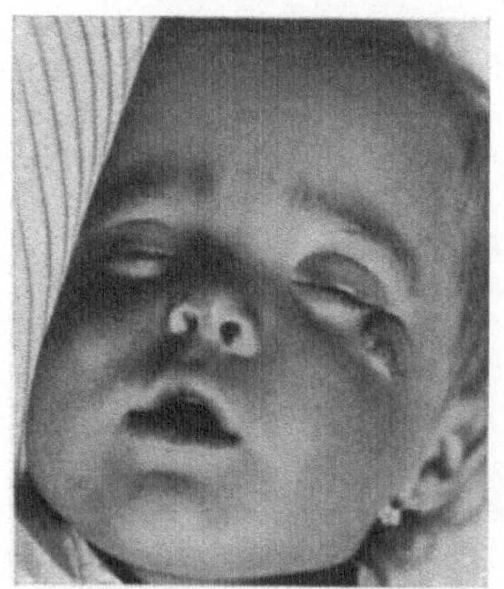

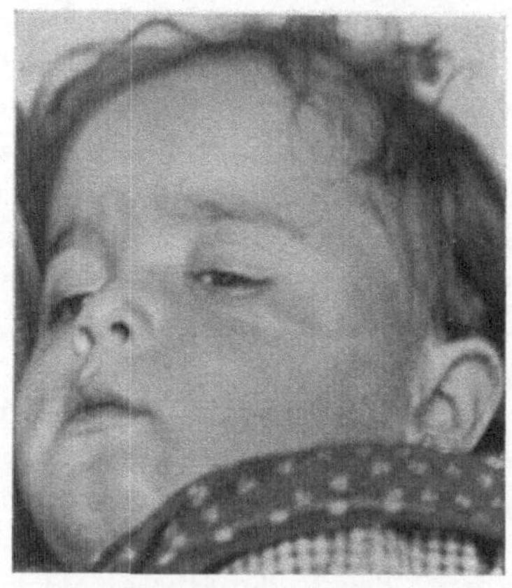

Abb. 18. Cavernöses Angiom.   Abb. 19. Fall 18 nach der Bestrahlung.

annähernd 75% durch Radium zu heilen oder zu bessern und
erst wenn diese Therapie versagt — es tritt dies vor allem bei
jenen Formen ein, die aus größeren Gefäßen zusammengesetzt

sind —, soll die Operation ausgeführt werden. Immerhin ist auch in einem solchen Falle zur Vermeidung einer Rezidive eine Radiumbestrahlung der Operation anzuschließen.

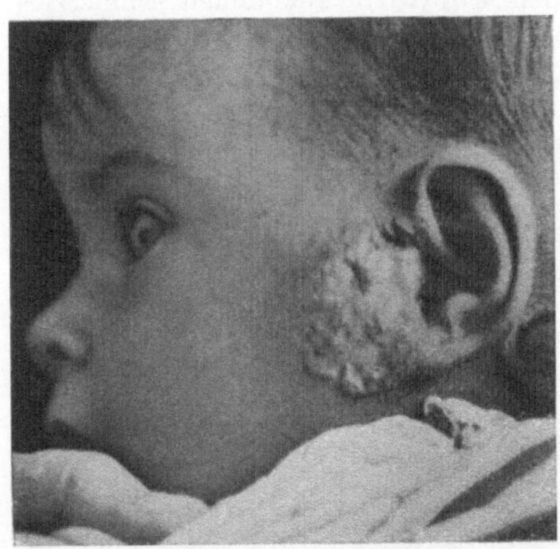

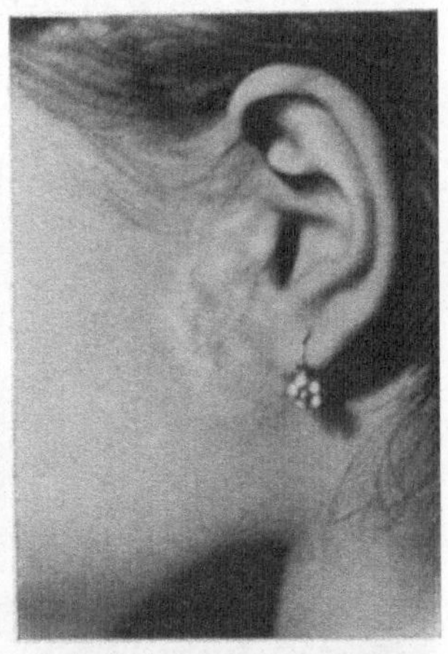

Abb. 20. Cavernöses Angiom, mit Paquelin vorbehandelt.

Abb. 21. Fall 20. Abheilung mit Narbenbildung infolge Paquelinisierung.

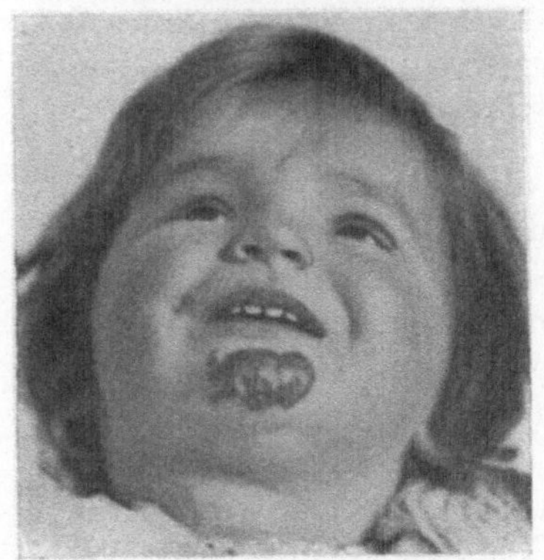

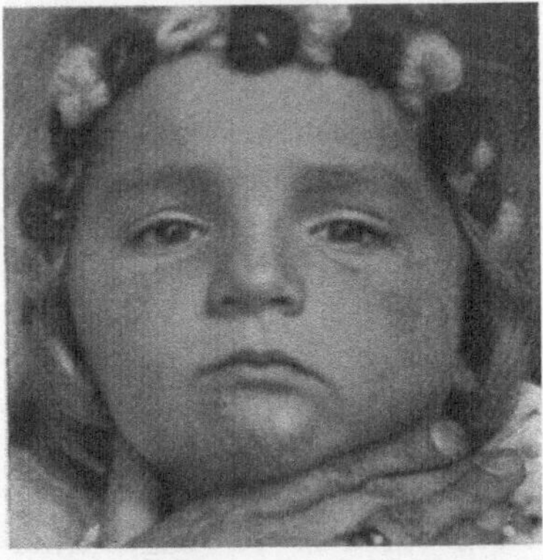

Abb. 22. Cavernöses Angiom.

Abb. 23. Fall 22 nach der Behandlung.

Auch die Angiome an Schleimhäuten können, wenn auch nicht so leicht wie die cutanen Formen, durch Radium beeinflußt werden.

Was über Hämangiome gesagt wurde, gilt in eingeschränkterem Maße auch von Lymphangiomen.

Abgesehen vom guten kosmetischen Erfolg hat die Radiumbehandlung der Angiome den Vorteil, vollkommen schmerzlos zu sein, so daß sie auch bei sehr unruhigen Kindern im Schlafe durchgeführt werden kann.

Da durch vorsichtiges Vorgehen viel bessere kosmetische Erfolge — und auf diese kommt es ja bei Angiomen vor allem

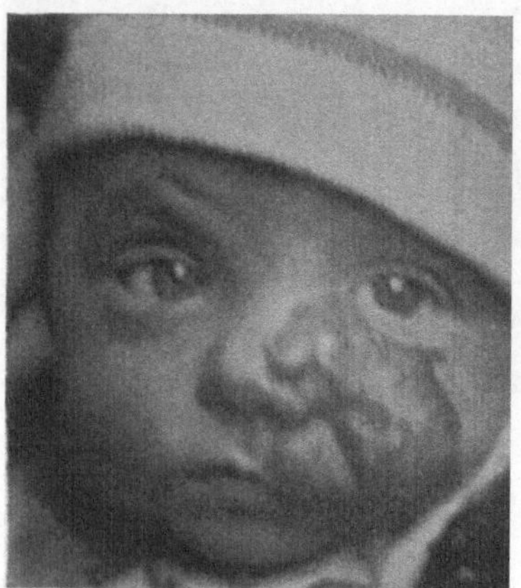

Abb. 24. Cavernöses Angiom.

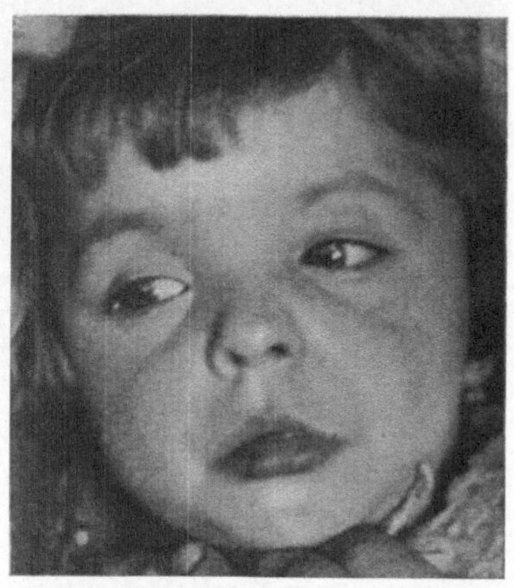

Abb. 25. Fall 24 zwei Jahre später nach durchgeführter Radiumbehandlung.

an — zu erzielen sind, so dauert die Behandlung längere Zeit und dies ist der einzige Nachteil der Radiumtherapie.

Während zur Behandlung des Naevus flammeus sich die Ausnützung aller Betastrahlen unter Anwendung der Wischmethode bis zur Erythemdosis oder Stoffapparate empfehlen, sind cavernöse Angiome durch reine Gammastrahlen in einer Dosis, welche weit unter der Erythemgrenze liegt, zur Rückbildung zu bringen. Die Behandlung dauert allerdings einige Monate (5—15 Bestrahlungen in 14 tägigen Pausen). Die Ausnützung harter Betastrahlen ist gefährlicher als die Behandlung mit Gammastrahlen, ihre Anwendung empfiehlt sich zwecks Vermeidung von Haarausfall und Gehirnschädigungen vor allem bei Angiomen der behaarten Kopfhaut. Bei subcutanen Angiomen arbeitet man ausschließlich mit Gammastrahlen. Eine Schädigung des kindlichen

Organismus durch die Bestrahlung konnten wir, trotzdem unser Material sich auf viele Hunderte von Fällen erstreckt, nicht ein einziges Mal feststellen.

Pigmentnaevi.

Unter den Ärzten herrscht fast allgemein die Ansicht, daß sich Pigmentnaevi durch Radium beseitigen lassen und auch in Fachzeitschriften über Strahlentherapie findet sich dies manchmal erwähnt.

Vor der Behandlung der Pigmentnaevi mit Radium sei auf das eindringlichste gewarnt. Es ist wohl richtig, daß man ab und zu eine ganz leichte Abblassung erzielen kann, aber um das Pigment völlig zu beseitigen, müßte man so große Dosen in Anwendung bringen, die eine zumindest zweigradige Reaktion im Gefolge hätten. Diese wiederum beeinträchtigt den kosmetischen Erfolg; schließlich ist die Kohlensäureschneevereisung viel ungefährlicher und leistet mehr. Wohl ist aber Radium willkommen zur Dauerepilation bei behaarten Pigmentnaevis.

Spontankeloide und hypertrophische Narben.

Ein weiteres erfolgreiches Gebiet der Radiumtherapie stellen Spontankeloide und hypertrophische Narben dar. Der gewöhnlichste Sitz der Spontankeloide, die oftmals nur eine kosmetische Störung, ab und zu aber auch eine recht unangenehme Schmerzen verursachende Geschwulst darstellen, ist meist die Sternalgegend. In der Radiumtherapie muß man zwischen mehr flachen und sehr stark prominenten Keloiden eine Unterscheidung treffen, denn während erstere durch die Bestrahlung in kosmetisch befriedigender Weise zur Rückbildung gebracht werden können, gelingt dies bei letzteren nicht mit Sicherheit; die Behandlung müßte sich auf Jahre hindurch erstrecken und da große Radiumdosen nötig sind um das harte verhältnismäßig zellarme, noch dazu in die tieferen Hautschichten reichende, fibröse Gewebe zum Schwinden zu bringen, ließen sich Radiumschädigungen — Teleangiektasien, Pigmentverschiebungen usw. — nicht immer vermeiden. Ist ein Keloid sehr prominent (über 5 mm) und die Haut überbrückend, empfiehlt sich die Operation. Da diese Spontankeloide nur bei dazu prädisponierten Individuen auftreten, so kommt es nach der Operation fast immer zur Ent-

wicklung einer hypertrophischen Narbe, und dies war ja der
Grund, die chirurgische Therapie im allgemeinen zu verlassen.
Wenn man der Operation aber unmittelbar eine Radiumbehandlung vorausschickt und auch nach dem chirurgischen Eingriffe
einige Male weiter bestrahlt, läßt sich die Bildung einer hypertrophischen Narbe meist verhindern. Und gelingt dies nicht, so
ist letztere noch immer leichter durch Bestrahlungen zu beseitigen als das Spontankeloid.

Flache Keloide sind ausschließlich zu bestrahlen. In ihrem
Verhalten gegenüber Radium besteht auch insofern ein Unter-

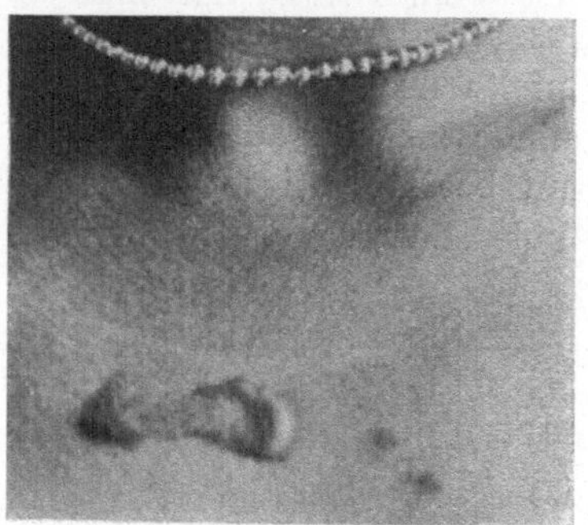

Abb. 26. Spontankeloid.

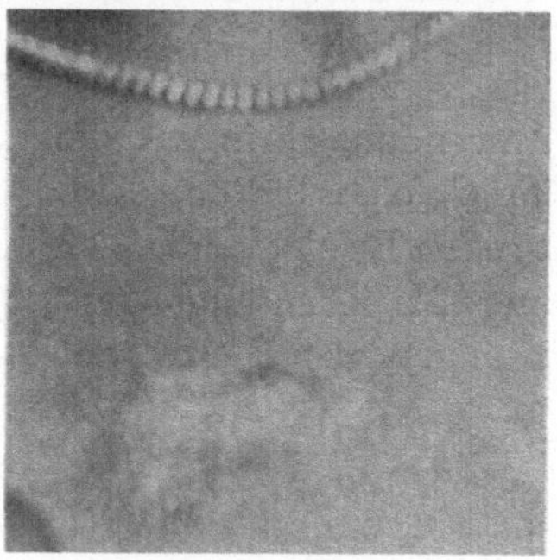

Abb. 27. Fall 26: Abheilung mit
geringradiger Hautschädigung.

schied, als die Dauer ihres Bestandes eine große Rolle spielt;
auch für die Keloide ist möglichst frühzeitige Behandlung empfehlenswert. Die Behandlung zieht sich, wenn man ein gutes
kosmetisches Resultat erzielen will, in die Länge, ein Endzustand,
der einer geringgradigen Atrophie der Haut ähnelt, ist oft kaum
zu vermeiden, natürlich darf es nicht zur Bildung von Teleangiektasien und Pigmentierungen kommen. Die Bestrahlungstechnik
ist insofern nicht einfach, weil relativ große Dosen nötig sind
und Radiumschädigungen, die dann meist irreparabel sind, unbedingt vermieden werden müssen. Die Radiumbestrahlung hat
auch den Vorteil, daß nach ihr Rezidiven nicht auftreten.

Harte Betastrahlen erweisen sich Gammastrahlen gegenüber
als wirksamer, man muß aber berücksichtigen, daß ihre Reichweite im Gewebe 1 cm nicht überschreitet; das derbe mit Blut-
gefäßen nur schlecht versorgte Keloidgewebe ist sehr wenig

radiumsensibel und man kann oft die doppelte Erythemdosis in
Anwendung bringen, ohne daß eine Reaktion folgen würde. Von

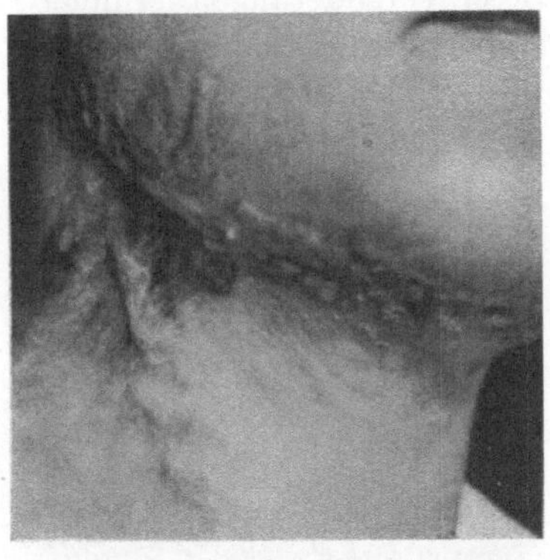

Abb. 28. Hypertrophische Narben
nach Verbrennung.

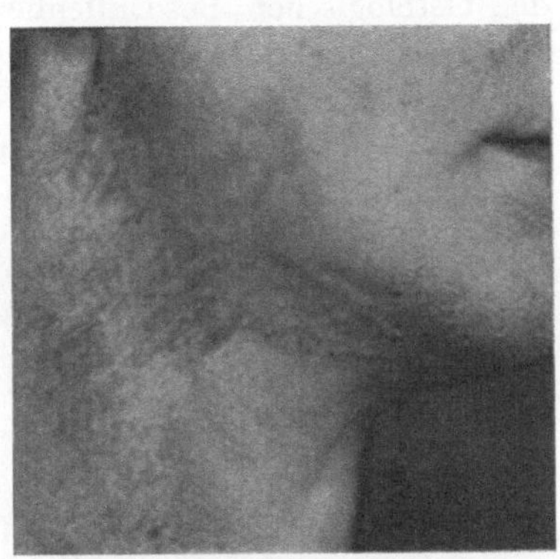

Abb. 29. Fall 28 nach der
Bestrahlung.

der Anwendung von Blenden nimmt man eben wegen der Schä-
digungsgefahr durch Sekundärstrahlen lieber Abstand.

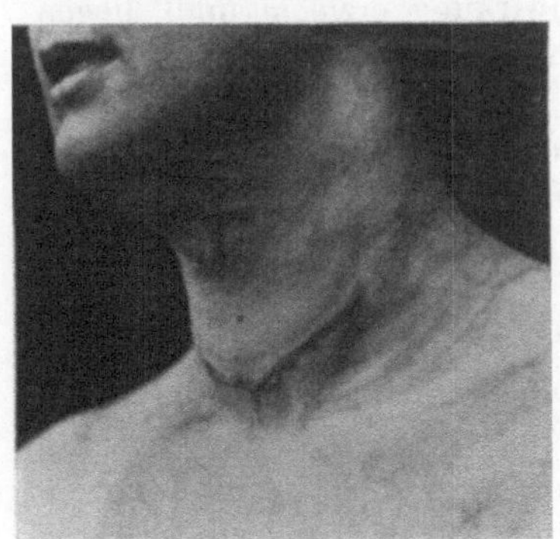

Abb. 30. Hypertrophische
Verbrennungsnarben.

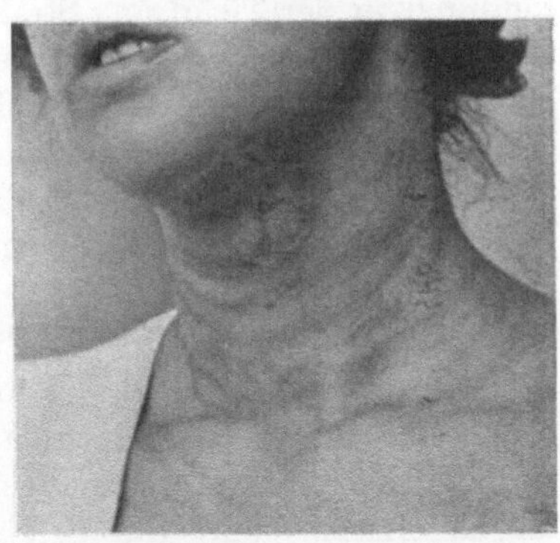

Abb. 31. Fall 30 nach der Radiumbehandlung.

Die hypertrophischen Narben werden teils wegen funk-
tioneller Behinderungen (Narben nach Verbrennungen, Verletzun-
gen usw.), teils wegen kosmetischer Rücksichten (Narben nach
Operationen, Acnepusteln usw.) der Behandlung zugeführt.

Auch die Radiumbestrahlung hypertrophischer Narben erfordert eine lange Behandlungsdauer; dies erklärt sich schon aus der histologischen Beschaffenheit dieser Veränderungen. Immerhin sieht man noch bessere und raschere Erfolge als mit der Behandlung von Spontankeloiden, denn während diese in der Tiefe der Haut gelegen sind und von normalem Papillarkörper und

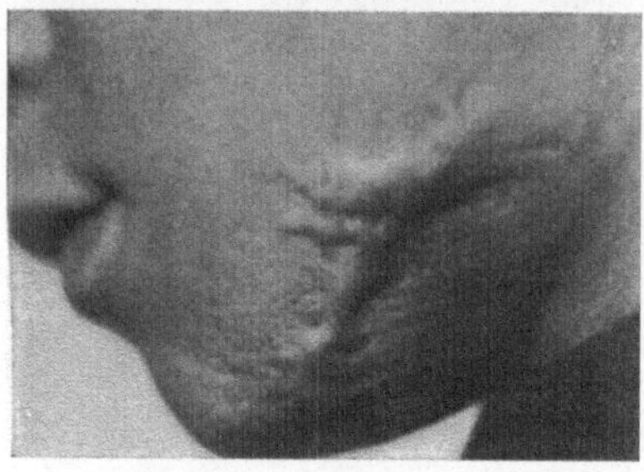

Abb. 32. Hypertrophische Narben nach Verbrennung.

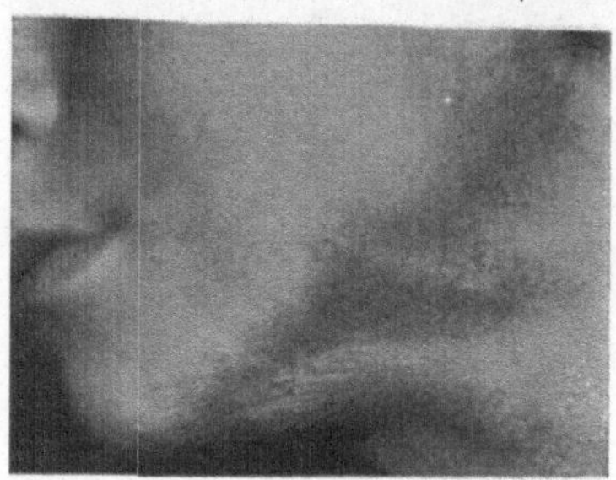

Abb. 33. Fall 32 nach der Behandlung.

unveränderter Epidermis gedeckt werden, man also durch diese hindurch in der Tiefe eine Strahlenwirkung erzielen muß, liegen erstere ja dem Träger viel näher und der Einwirkung auch weicherer Strahlen offen, was insofern von Wichtigkeit ist, weil erfahrungsgemäß die Rückbildung durch harte Betastrahlen, deren Reichweite allerdings beschränkt ist, rascher erfolgt, als wenn Gammastrahlen allein in Anwendung gebracht werden.

Hauttuberkulose.

Ein breites Gebiet der Radiumbehandlung stellt die Hauttuberkulose dar. Ihre einzelnen Formen verhalten sich Radiumstrahlen gegenüber verschieden; neben ausgezeichneten Resultaten, die zu erzielen sind, gibt es Fälle, bei denen nur ein geringer Erfolg erreicht werden kann. Tuberkulöses Gewebe ist im allgemeinen sehr radiumsensibel, und es ist dies bei der Behandlung besonders zu berücksichtigen.

Lupus vulgaris der Haut. Die Radiumbehandlung des Lupus vulgaris stellt kein Allheilmittel dar. Aber auch von den übrigen bekannten Behandlungsmethoden ist ja keine in allen Fällen wirksam und ihrer richtigen Auswahl kommt oftmals große Bedeutung zu. Manchmal ist man imstande, durch Radium mehr zu leisten als wenn man ein anderes Vorgehen wählt, andererseits kann die Bestrahlung eines ungeeigneten Falles auch insofern Schaden stiften, als nach ihr die Anwendung anderer Mittel oftmals mit Gefahren verbunden ist. Die Auswahl der für die Radiumtherapie geeigneten Fälle wird bestimmt einerseits durch die Lokalisation der Erkrankung, andererseits durch die Größe der Herde und insbesondere kommt der Form der vorliegenden Lupusart eine ausschlaggebende Bedeutung zu.

Man wendet Radium vor allem dort an, wo es auf ein gutes kosmetisches Resultat ankommt, also im Gesicht und an jenen Stellen, wo andere Behandlungsmethoden nur schwer durchführbar sind. Ganz besonders gute Erfolge erzielt man bei der Behandlung des Lupus vulgaris an der Nase. Auch manche Fälle von Lupus vulgaris an Händen und Füßen, besonders Herde in der Umgebung der Nägel, werden gern der Radiumtherapie zugeführt. Allzu ausgedehnte, über handtellergroße Herde einer Radiumbehandlung zu unterziehen, ist nur ausnahmsweise am Platze, und auch deshalb vielleicht nicht ganz ungefährlich, weil, wenn Radium nicht zum Ziele führt, andere Methoden (Excochleation, Ätzung usw.) nur mit gewissen Gefahren angewendet werden können; denn lange Zeit hindurch mit Radium bestrahltes Gewebe — und ganz besonders gilt dies für das lupöse Narbengewebe — ist außerordentlich empfindlich und ein etwas energischerer Eingriff kann zur Bildung einer lange nicht heilenden Ulceration Veranlassung geben.

Den klinischen Erscheinungen nach eignen sich besonders hypertrophische und ulcerierte Formen für die Radiumbehandlung; man ist erstaunt, wie rasch die Oberfläche eines exulcerierten Lupus sich reinigt und überhäutet, was aber noch nicht mit Heilung gleichbedeutend ist. Die Radiumtherapie ist wohl immer imstande, die infolge der Infektion auftretenden sekundären Gewebsprozesse, die hypertrophischen und verrucösen Erscheinungen zu beseitigen; die Lupusknötchen bleiben aber manchmal, wenn auch unscheinbar, noch lange bestehen. Die planen Formen des Lupus sind zur alleinigen Radiumtherapie am wenigsten geeignet, und sollte die Bestrahlung durchgeführt werden, so kombiniere man sie mit der Thermokauterbehandlung. Wenn auch manche Lupusfälle auf Radiumbehandlung mit schwa-

chen Dosen allein abheilen, so kommt es andererseits wieder vor,
daß nach Rückbildung der gröbsten Veränderungen kleine durch-
scheinende Lupusknötchen bestehen bleiben, die dann durch weitere Bestrahlungen kaum beeinflußbar sind. Auch in diesen Fällen
empfiehlt es sich, die Lupusknötchen mit dem Thermokauter zu
zerstören und dann zu bestrahlen, und diese kombinierte Methode bewährt sich in der Praxis auf das Beste und sie ist recht
häufig zur Durchführung zu bringen. Recht oft wird eine Radiumbestrahlung der Excochleation eines Lupusherdes angeschlos-

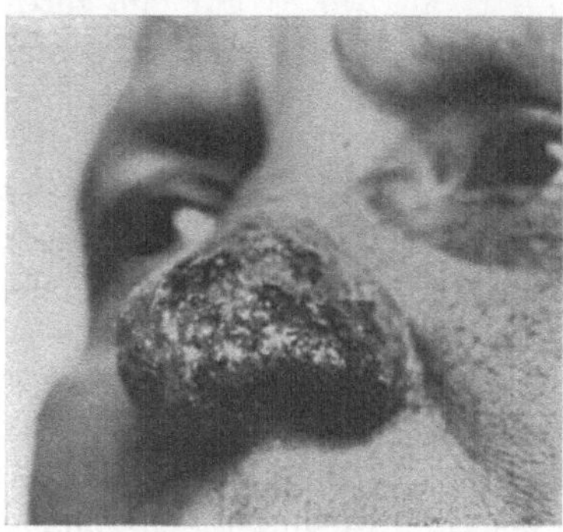

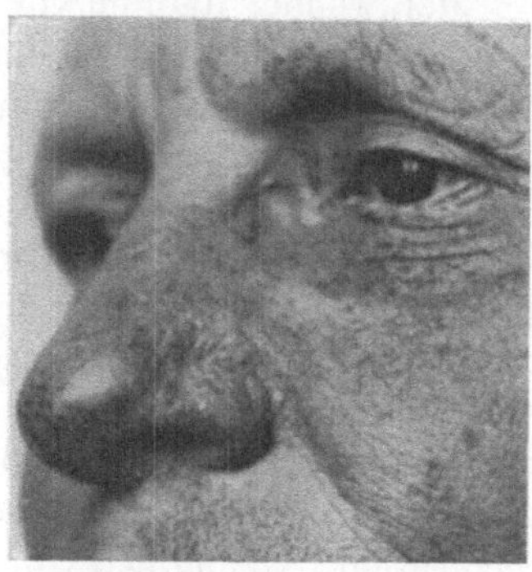

Abb. 34. Lupus exulcerans nasi.   Abb. 35.   Fall 34 nach der
                                          Bestrahlung; kleinste Lupus-
                                          knötchen noch bestehend.

sen und man erzielt dadurch nicht allein günstige Wirkungen
bezüglich Rezidive, sondern erreicht auch eine kosmetisch be-
friedigende Narbenbildung.

Ein Vorteil der Radiumtherapie ist, daß sie auch bei sehr
entzündlichen, rasch fortschreitenden Lupusarten zur Anwendung gebracht werden kann, und an Stellen, an denen eine
andere Behandlung nur schwer durchführbar ist, z. B. an den
Lippen und an den Lidern. Auch in diesen Fällen empfiehlt es
sich, einen doppelten Wall von dicht aneinanderstehenden Ther-
mokauterpünktchen zu setzen und sofort im Anschlusse daran
mit Radium zu bestrahlen. Auf diese Art und Weise läßt sich
meist ein Weitergreifen eindämmen.

Natürlich erfolgt die Abheilung auch nach der Radiumbehandlung nur mit einer Narbenbildung, aber diese ist zart und wenig
entstellend.

Eine Frage, die noch wegen zu geringer Beobachtungen nicht beantwortet werden kann, ist, ob durch die Strahlenbehandlung der Lupus nicht einen Impuls zur epitheliomatösen Degeneration erhält, da ganz vereinzelte solche Fälle nach Röntgenbestrahlungen bekannt geworden sind; die Entscheidung, ob dies post hoc oder propter hoc geschehen ist, kann erst die Zukunft bringen.

Man kann bei der Radiumbehandlung des Lupus vulgaris zwei Wege einschlagen; entweder zerstört man das lupöse Gewebe, man arbeitet mit großen Dosen und geht ähnlich wie gegen ein Epitheliom vor, ohne vor einer stärkeren Reaktion zurückzuschrecken. Dies wird aber nur in den seltensten Fällen, vor allem bei kleinen Herden an Stellen, an welchen eine andere Therapie ihre Schwierigkeiten besitzt, und wenn kleine Dosen nicht von Erfolg begleitet sind, angezeigt sein. Der zweite bessere und viel öfter einzuschlagende Weg ist: man betrachtet Radium nur als unterstützendes therapeutisches Mittel zur Rückbildung der Gewebsveränderungen und überläßt die Zerstörung der zurückbleibenden Lupusknötchen einem anderen Mittel, z. B. dem Thermokauter. In diesen Fällen wird man mit kleinen Dosen sein Auskommen finden. Treten Teleangiektasien auf, ist dies ein Zeichen, sofort mit der Radiumbehandlung abzubrechen. Das Bild einer Radiumatrophie stört beim Lupus vulgaris ja deshalb viel weniger, weil auch nach anderen Behandlungsmethoden eine Narbe zurückbleiben muß. Radiumatrophische Haut ist — besonders an der Nasenspitze — gegen Kälte außerordentlich empfindlich.

Auch die Radiumbehandlung des Lupus hat den Nachteil, daß sie lange dauert, was übrigens gerade bei dieser Erkrankung weniger ins Gewicht fällt und daß auch nach ihr Rezidiven auftreten können. Betastrahlen erweisen sich nur in Ausnahmefällen den viel ungefährlicheren Gammastrahlen überlegen.

Lupus vulgaris der Schleimhaut. Während die Radiumbehandlung des Lupus der Haut die Methode der Wahl darstellt und nur einzelne Formen dieser Therapie zugeführt werden sollen, kennt man kein Heilmittel, welches besser den Lupus der Schleimhaut beeinflußt als Radium. Die vergleichsweise viel günstigere Wirkung der Strahlen auf die erkrankte Schleimhaut mag sich vielleicht wohl durch die gute Blutversorgung an dieser Stelle erklären. Schon nach wenigen Bestrahlungen mit kleinen Dosen flachen die Veränderungen ab und sie heilen meist mit kaum sichtbaren Narben. Immerhin lasse man sich durch ein Schwinden der klinischen Erscheinungen nicht täuschen, sondern kontrolliere den Patienten öfter und bestrahle noch in größeren Zwischenräumen weiter.

Die Schleimhaut ist gegen Radiumstrahlen empfindlicher als die Haut, und gerade beim Lupus vulgaris empfiehlt es sich, nur mit kleinsten Dosen vorzugehen, da sonst ein lange nicht heilendes Ulcus entstehen könnte. In der Nase führt eine kombinierte Methode, Excochleation mit nachfolgender Bestrahlung rascher zum Ziele als Radium allein; man ist aber niemals gezwungen, beim Lupus der Mundschleimhaut ein anderes Mittel zur Hilfe zu nehmen. Bei allen Lupusfällen der Nase vergesse man nicht, auch die Schleimhaut zu untersuchen, da sie ja bekanntlich in einem großen Prozentsatze am Prozesse beteiligt ist und diese genaue Kontrolle ist zur Vermeidung von Rezidiven unerläßlich.

Auch der Lupus der Conjunctiva kann mit Erfolg mit Radium behandelt werden. Kleine Dosen von Gamma-, unter Umständen harter Betastrahlen, genügen zur Abheilung des Prozesses.

Scrophuloderm. Das Scrophuloderm (Tuberculosis colliquativa) ist durch die verschiedensten therapeutischen Mittel meist leicht beeinflußbar. Auch Radiumbestrahlungen bewähren sich ausgezeichnet, gleichgültig, ob bloß die Haut oder auch die Drüsen Sitz der Veränderungen sind, gleichgültig, ob die Herde geschlossen oder aufgebrochen sind. Radium ist ja auch ein ausgezeichnetes Heilmittel in der Behandlung tuberkulöser Lymphome.

Da das Scrophuloderm in der Regel nach allen Behandlungsarten mit unschönen Narben auszuheilen pflegt, die Radiumtherapie aber auch hier zarte flache Narben als Endresultat ergibt, so ist schon aus diesen Gründen oftmals die Bestrahlung vorzuziehen.

Immerhin muß man auch nach der Radiumbestrahlung mit Rezidiven rechnen. Das, was beim Lupus vulgaris über die Bildung eines Spätulcus gesagt wurde, gilt auch hier. Meist kommt ja diese Form der Hauttuberkulose an Kindern zur Beobachtung, deren Haut schon an und für sich sehr radiumempfindlich ist.

Tuberculosis verrucosa cutis. Auch die Tuberculosis verrucosa cutis kann durch Radium geheilt werden, da dies aber ebenso auf leichte Weise durch Röntgenstrahlen, Excochleation usw. geschieht, so werden nur die Größe der Herde, ihre Lokalisation, kurzum die Umstände des einzelnen Falles die Wahl der Behandlungsmethode bestimmen. Die Radiumtherapie wird sich besonders empfehlen, wenn die Nagelwälle Sitz der Veränderungen sind. Die Gefahr einer Radiumschädigung ist bei Tuberculosis verrucosa cutis weit geringer als beim Lupus vulgaris und man kann viel größere Dosen zur Behandlung anwenden. Die Zartheit der zurückbleibenden Narbe ist bei dieser Erkrankung, die meist an den Händen sitzt, ein ganz wesentlicher Vorteil.

Erythema induratum Bazin. Ebenso wie die Röntgentherapie erweist sich die Radiumbestrahlung des Erythema induratum Bazin als vorteilhaft und dies ist um so wichtiger, als ja die übrigen zur Anwendung empfohlenen Mittel (mit Ausnahme der anderen Strahlenbehandlungen) verhältnismäßig nur wenig leisten. Man muß berücksichtigen, daß das Erythema induratum im allgemeinen nach Monaten auch spontan ausheilt und daß sich auch durch die Radiumbestrahlung Rezidiven nicht verhüten lassen. Bei der Behandlung wird große Vorsicht (anfänglich kleine Dosen!) am Platze sein, da man hier und da nach Bestrahlungen ein Neuauftreten von Knoten in der Umgebung der alten beobachten kann. Auch ulcerierte Formen eignen sich für die Radiumtherapie. Die Herde werden nach wenigen Bestrahlungen weicher, um allmählich ganz zu verschwinden. Häufig bleiben Pigmentierungen zurück.

Boecksches Lupoid, Lupus pernio, Granuloma annulare. Auch das Boecksche Lupoid, der Lupus pernio und das Granuloma annulare sind durch Radium zu bessern, ja selbst zu heilen. Sie sind verhältnismäßig sehr strahlenempfindlich.

Tuberculosis miliaris cutis. Bei der Tuberculosis miliaris cutis, die ja oft an den Lippen oder in der Analfalte ihren Sitz hat, ist die Anwendung des Radiums meist von Erfolg begleitet.

Tuberculosis ulcerosa mucosae. Die Radiumbehandlung der tuberkulösen Schleimhautgeschwüre verspricht lange nicht die Erfolge wie jene des Schleimhäutelupus; aber auch durch andere Mittel läßt sich oftmals eine Abheilung nicht erzielen. Die Prognose wird vor allem vom Lungenbefund und Allgemeinzustand des Patienten abhängig sein; handelt es sich um eine offene

Phthise mit reichlichem Bazillenauswurf, so erfolgt immer von neuem eine Infektion und jede Behandlung ist von vornherein wenig aussichtsvoll. Bei günstigem Lungenbefunde läßt sich durch Radium oftmals völlige Heilung der Geschwüre erzielen, allerdings erfordert die Behandlung recht lange Zeit.

Lupus erythematosus. Vielleicht keine Hauterkrankung erfordert soviel Erfahrung seitens des behandelnden Arztes wie der Lupus erythematosus. Ein wirksames Mittel zur unrechten Zeit gewählt, kann unveränderbaren Schaden stiften. Dies gilt auch für die Radiumtherapie; führt man aber die Bestrahlung im richtigen Augenblicke aus, so erzielt man ausgezeichnete Erfolge.

Von vornherein verbietet sich die Radiumbestrahlung bei allen akut entzündlichen ödematösen Formen; behandelt man einen solchen Fall, so kann es zu einem plötzlichen Aufflammen des Prozesses kommen, der dann auch auf früher normale Haut übergreift. Zur Radiumtherapie geeignet sind nur jene stationären Formen des Lupus erythematosus discoides, bei denen die hyperkeratotischen Veränderungen in den Vordergrund treten und die entzündlichen Erscheinungen schon größtenteils abgeklungen sind. Natürlich hängt der Endausgang ganz von der Art des einzelnen Falles ab, oberflächliche Formen können mit einer Restitutio ad integrum oder mit nur kaum merkbaren Pigmentverschiebungen abheilen, während bei tiefergreifenden Herden die Atrophie auch durch die Radiumbestrahlung nicht vermieden werden kann. Kleinere Rezidiven kommen ab und zu auch in durch Radium geheilten Herden zur Beobachtung.

Der Lupus erythematosus der Mundschleimhaut kann, wenn seine Behandlung überhaupt erwünscht ist, durch Radium beseitigt werden. Auf eine längere Behandlungsdauer muß man von vornherein gefaßt sein. Kleinere Dosen harter Betastrahlen erweisen sich beim Lupus erythematosus als die wirksamsten.

Ekzeme.

Die günstige Wirkung von Röntgenstrahlen auf gewisse Formen der Ekzeme ist allgemein bekannt; einen ähnlichen Effekt kann man mit Radium erzielen, aber die besonderen Verhältnisse dieses Therapeutikums bringen es mit sich, daß man unter den Ekzemen eine Auswahl von jenen Arten treffen wird, bei denen sich die

Bestrahlung besonders bewährt. Die beschränkte Menge von Radium, die zur Verfügung steht, wird seine Anwendung zur Behandlung ausgedehnter Flächen von vornherein verbieten. Es sind vor allem Vorteile der Applikationsart, welche bei gewissen Ekzemformen Radium gegenüber Röntgen den Vorzug geben.

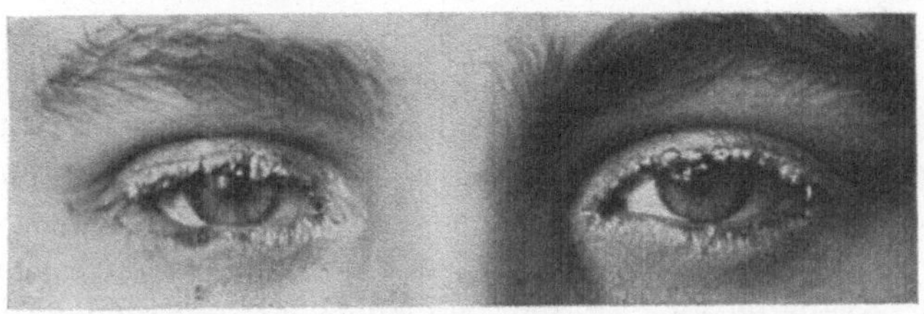

Abb. 36. Blepharitis ulcero-crustosa 2 Jahre mit Salben erfolglos behandelt.

Akute Ekzeme sind zur Behandlung viel weniger geeignet als chronische Formen. Wohl erzielt man manchmal bei der sogenannten Cheiropompholix gute Erfolge. Einzelne, nicht zu große, längere Zeit bestehende Herde, die mit Verdickung der Haut und hyperkeratotischen Veränderungen einhergehen, geben die besten Resultate. Es ist ein glücklicher Zufall, daß gerade jene

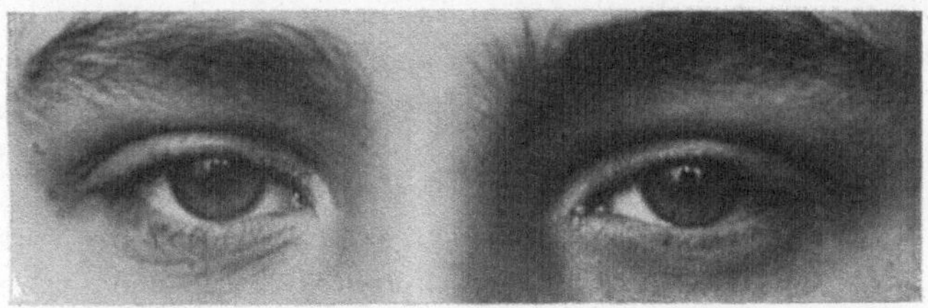

Abb. 37. Fall 36 nach dreimaliger Radiumbestrahlung dauernd geheilt.

Ekzeme, welche durch die medikamentöse Therapie am schwersten zu beeinflussen sind, durch Radium sich beseitigen lassen und erst nach Erfolglosigkeit äußerlicher medikamentöser Behandlungsmethoden, oder wenn eine solche nach der Erfahrung vorauszusehen ist, sollte die Radiumbestrahlung einsetzen. Vor allem behandelt man mit Radium Ekzeme an den Lippen, Gelenkbeugen, an der Mamilla, in der Retroaurikularfalte, an den Unterschenkeln

und an den Händen und Füßen. Lidekzeme, chronische Blepharitiden fallen infolge ihrer Lokalisation in das Gebiet der
Radiumtherapie.

In manchen Fällen von Nagelekzemen, die jeder medikamentösen Therapie trotzen, erzielt man durch Bestrahlung dauernde
Heilung.

Zu einer zweiten Gruppe von Ekzemen, die für Patienten und
Arzt durch ihre schwere Bekämpfbarkeit äußerst peinlich sind,
gehören die pruriginösen Ekzeme. Bei diesen gibt die Radiumbestrahlung, ähnlich wie die Röntgentherapie, günstige Resultate.
Auch dabei sind die chronischen Formen, zumal wenn sie auf
kleinere Stellen lokalisiert sind, z. B. an den Intertrigostellen,
in der Analfalte, an Skrotum und Vulva, ganz besonders dankbare Formen der Therapie.

Auch jene Formen des chronischen Ekzems, die unter dem
Namen Lichen chronicus Vidal oder Neurodermitis bekannt ist, stellt ein dankbares Gebiet der Radiumtherapie dar.
Schon nach einer oder wenigen Bestrahlungen schwindet meist
der unerträgliche Juckreiz, die Lichenifikation bildet sich zurück
und die Heilung ist fast immer eine dauernde. Der Juckreiz
ekzematöser Herde läßt sich oftmals auch durch Emanationsumschläge (50000—200000 M.-E.) beseitigen.

Die chronisch verlaufenden und bekanntlich sehr schwer heilenden tylotischen Ekzeme eignen sich für die Radiumbestrahlung
und ergeben meist Dauerheilungen in verhältnismäßig rascher
Zeit. Weitere, ebenso hartnäckige Formen des chronischen Ekzems,
welche der Radiumbehandlung zugeführt werden können, sind
jene, welche mit Rhagaden einhergehen und sich mit Vorliebe
an den Händen und Füßen lokalisieren. Bei Ekzemen erweisen
sich oft harte, hier und da sogar weiche Betastrahlen in kleineren
Dosen meist wirksamer als Gammastrahlen.

Chronische Paronychien.

Es gibt gewisse Formen chronischer Paronychien, die mit
einer bedeutenden Verdickung der Nagelwälle und mit einer
eitrigen Sekretion aus dem Nagelfalze und manchmal auch mit
Veränderungen der Nagelplatte einhergehen, die durch keine medikamentösen Mittel zu beseitigen sind, ja bei denen auch die

operative Nagelentfernung keine Heilung bringt. Durch Radiumbestrahlung der Matrixgegend gelingt es meist, diese den Patienten

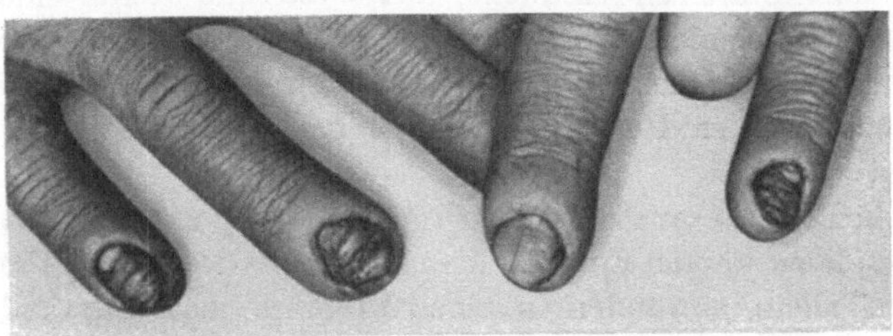

Abb. 38. Chronische Paronychie.

sehr belästigenden Veränderungen zu beseitigen, ohne daß das
Nagelwachstum eine Störung erleiden würde.

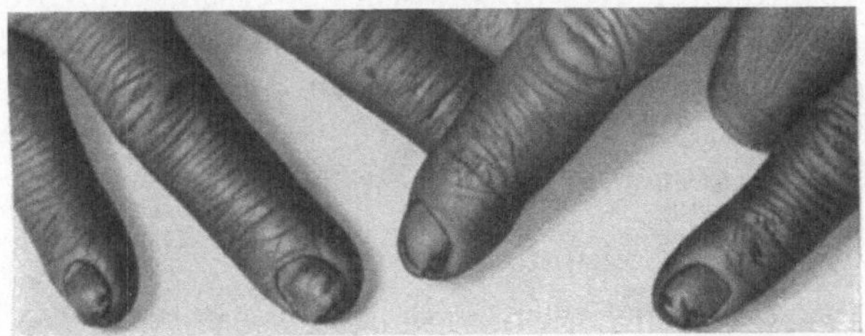

Abb. 39. Fall 38 nach durchgeführter Radiumbehandlung.

Psoriasis.

Die Röntgentherapie der Psoriasis hat sich allgemein durch-
gesetzt. Mit Radium kann man dasselbe leisten. Natürlich sind
durch die Lokalisationsverhältnisse der Anwendung dieser Behandlungsart Beschränkungen auferlegt. —

Man wird also Radium vor allem an kleineren, inveterierten,
durch die übliche Behandlungsmethode schwer beeinflußbaren
Herden, wie sie besonders gern am Handrücken und in der
Kreuzbeingegend vorkommen, in Anwendung bringen. Auch bei
Gesichtsherden kann die Radiumtherapie sich vorteilhaft erweisen. Ein besonders geeignetes Objekt ist die sonst so außerordentlich hartnäckige Psoriasis der Nägel, in welchem Falle
natürlich die Matrixgegend zu bestrahlen ist.

Im allgemeinen ist die psoriatische Haut infolge der Blutfülle sehr strahlenempfindlich, man kommt meist mit mittleren Dosen aus. Stark entzündliche, fortschreitende Herde sind von der Strahlenbehandlung auszuschließen. Eine Kombination von Bestrahlung und reizenden Medikamenten, wie Chrysarobin, könnte zu unerwünschten Reaktionen Anlaß geben, ist daher zu vermeiden.

Natürlich hat auch die Radiumbehandlung auf das Auftreten von Rezidiven keinen Einfluß. Man kann harte Beta- oder Gammastrahlen allein anwenden in einer Dosis, welche unterhalb der Erythemgrenze liegt.

Lichen ruber planus.

Ähnliches gilt für den Lichen ruber planus, bei dem man Radium auch nur zur Behandlung älterer, verrucöser oder hypertrophischer Herde, die sich mit besonderer Vorliebe an den unteren Extremitäten lokalisieren, benützen wird; das oft unerträgliche Jucken schwindet manchmal schon nach der ersten Bestrahlung. Auch beim Lichen ruber der Mundschleimhaut gelingt oft der Versuch, ihn durch Radium zu beseitigen.

Banale Acneformen.

Die banalen Acneformen sind im allgemeinen durch unsere gewöhnliche Therapie so beeinflußbar, daß die Strahlenbehandlung nur unter gewissen Umständen in Frage kommt.

Entsprechend der schon erwähnten günstigen Einwirkung der Radiumstrahlen auf hypertrophische Vorgänge des Bindegewebes, speziell auf Narben, ist die Acne cheloidea und die Dermatitis papillaris nuchae mit ihren tiefliegenden Knoten und Narbenwülsten das Feld für die Radiumtherapie; auch in manchen Fällen von lokalisierter Acne vulgaris und Acne rosacea wird man durch Radium große Erfolge erzielen können. Beginnende Formen des Rhinophyms lassen sich durch Radium meist zurückbilden.

Tylositas.

Auch Schwielen können durch Radium beseitigt werden und man gewinnt den Eindruck, als ob gerade nach dieser Therapie Rezidiven viel seltener auftreten würden als nach anderen Behandlungsarten. Ganz besonders empfiehlt sich die Radiumbestrahlung für Clavi, welche an den Fußsohlen sitzen und gerade an dieser Stelle für den Patienten am qualvollsten sind. Insbesondere an dieser Lokalisation erzielt man viel bessere Erfolge als bei der Behandlung der Clavi an den Zehen.

Recht häufig kommen Patienten zur Behandlung, deren Clavi operativ entfernt wurden und die trotzdem von der neuen Narbe recht bedeutende Beschwerden auszustehen haben. Auch in diesen Fällen kann Radium bedeutende Linderung und vielfach Heilung bringen. Die Behandlung erfolgt am zweckmäßigsten mit harten Betastrahlen.

Keratosen bei Röntgenatrophie.

Es klingt paradox, daß eine durch Strahlen hervorgerufene Hautschädigung durch Strahlenwirkung geheilt werden kann. Aber die Tatsache steht fest, daß die Hyperkeratosen, wie sie oftmals in röntgenatrophischer Haut vorkommen (Hände des Röntgenologen) durch Radium zu beseitigen sind.

Natürlich ist ganz besondere Vorsicht am Platze, da dieses geschädigte Gewebe durch eine zu energische Bestrahlung leicht zerfallen könnte. Da diese Hyperkeratosen oft der Ausgangspunkt eines Carcinoms werden, kommt der Radiumbehandlung in solchen Fällen ganz besondere Bedeutung zu.

Man kann auch oftmals mit Erfolg den Versuch unternehmen, ein torpides Röntgenulcus durch kleinste Mengen von Radiumstrahlen zur Abheilung zu bringen.

Leukoplakie.

Die Radiumbestrahlung der Leukoplakie stellt das beste gegen dieses Leiden zur Anwendung kommende Heilmittel dar und eine Beseitigung dieser Veränderungen ist nicht nur wegen der lästigen Beschwerden des Patienten erwünscht, sondern auch deshalb, weil auf Grund einer Leukoplakie sich oftmals ein Carcinom entwickelt. Trotzdem ist die Wirkung der Bestrahlung nicht in allen Fällen eine ausgesprochene. Geringgradige Leukoplakien sind leichter zu beseitigen als solche, bei denen die Schleimhaut von dicken weißlichen Auflagerungen bedeckt ist, und bei diesen Formen empfiehlt es sich, statt der Anwendung intensiver Bestrahlung durch eine chirurgische Abtragung der gewucherten Epithelmassen der Wirkung schwächerer

Strahlendosen den Weg zu bahnen. Die Patienten sind mit der Radiumbestrahlung meist sehr zufrieden, das Gefühl der Trockenheit schwindet und die Schleimhaut nimmt oftmals wieder normales Aussehen an. Ist die Leukoplakie beseitigt, so empfiehlt es sich noch in größeren Zwischenräumen nachzubestrahlen. Bekanntlich wird von vielen Ärzten jedwede Behandlung einer Leukoplakie abgelehnt, da es manchmal vorkommt, das die erkrankte Schleimhaut durch einen therapeutischen Eingriff gereizt, carcinomatös entartet. An unserer Station wurden zahlreiche Leukoplakiefälle bestrahlt, ohne daß wir die Entwicklung eines Carcinoms beobachten konnten.

Verrucae.

Verrucae planae juveniles. Unter den vielen gegen Verrucae planae juveniles in Anwendung gebrachten Mitteln nimmt auch die Radiumbestrahlung ihren Platz ein. Eine Eigenart aller Warzen und auch der planen juvenilen Form ist, daß sie oftmals in ihrer Gänze verschwinden, wenn nur ein Teil durch die Therapie beseitigt wurde; dies trifft auch für die Radiumbehandlung zu; man muß damit rechnen und es ist dies insofern sehr erwünscht, weil es oft technisch außerordentlich schwierig ist, bei ausgedehnten Fällen alle Warzen in den Bestrahlungskegel zu bringen. Die

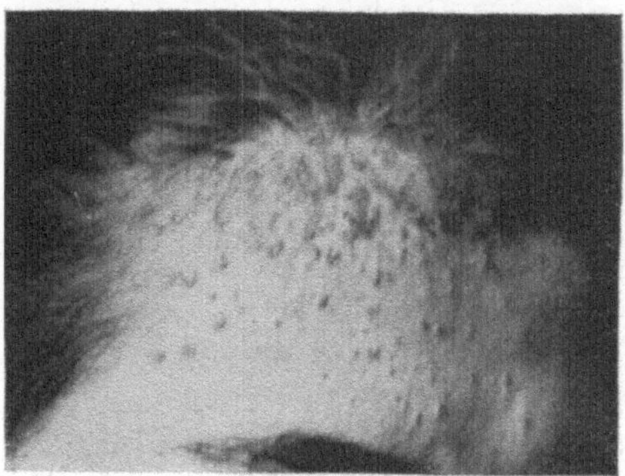

Abb. 40. Verrucae planae juveniles.

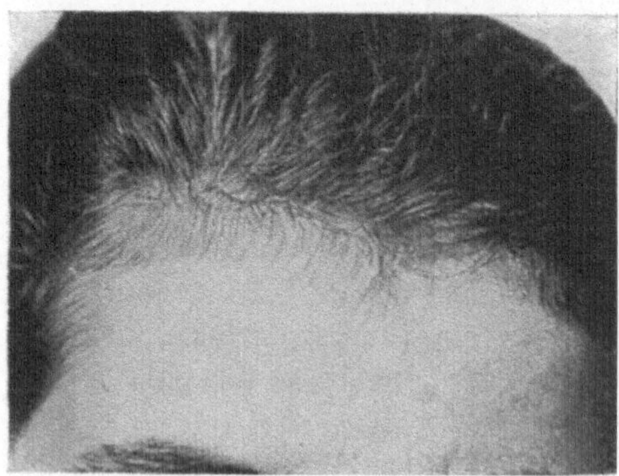

Abb. 41. Fall 40 nach einmaliger Bestrahlung der rechten Scheitelecke.

Erfolge der Radiumtherapie sind gerade bei dieser Form der Warzen oft ganz ausgezeichnete, insbesondere wäre noch zu erwähnen, daß es meist auch gelingt, die durch andere Behandlungsmethoden so schwer zu beseitigenden Akrochorda (Papillome) an der behaarten Kopfhaut ohne Schädigung des Haarwachstums zu beseitigen. Besonders vorteilhaft ist die Radiumtherapie, wenn die Warzen an den Lidern sitzen, wo man andere Behandlungsmethoden nur schwer anwenden kann. Die Dosen, welche zur Behandlung dieser Veränderungen in Anwendung kommen, sind nicht so groß, daß von ihnen eine Schädigung der Haut zu befürchten wäre. Die Heilung nach Radiumbestrahlung ist meist eine dauernde. Harte Betastrahlen erweisen sich am wirksamsten.

Verrucae vulgares. Auch die gewöhnlichen Warzen können durch Radium beseitigt werden, doch sind die dazu nötigen Dosen ziemlich groß und die Behandlung braucht längere Zeit. Aus

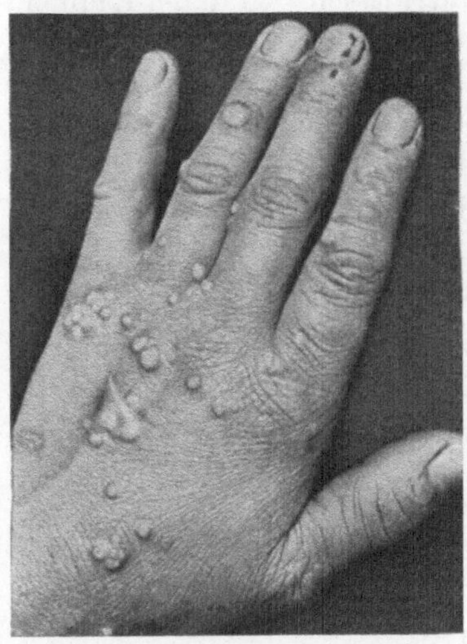

Abb. 42. Verrucae vulgares.

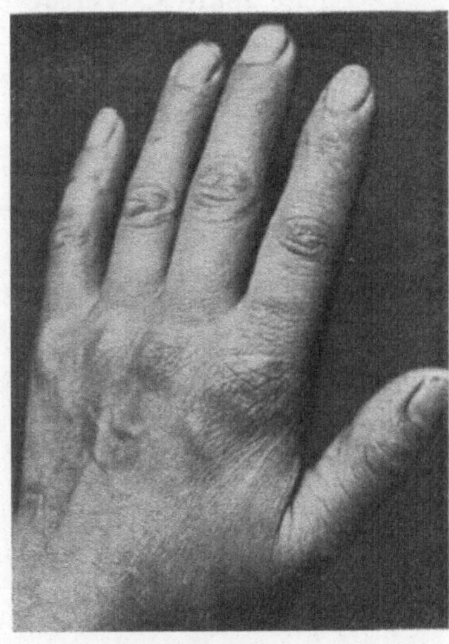

Abb. 43. Fall 42 vier Wochen später nach durchgeführter Radiumbehandlung.

diesen Gründen wird man meist wohl andere Mittel, wie chirurgisches Vorgehen, Kohlensäureschnee usw. zur Entfernung der Warzen anwenden und nur gewisse Formen der Radiumtherapie zuführen. Vor allem sind dies — nach unseren Erfahrungen — subunguale Warzen, solche an den Nägelwällen und häufig rezidivierende an den Innenflächen der Finger. Der Erfolg

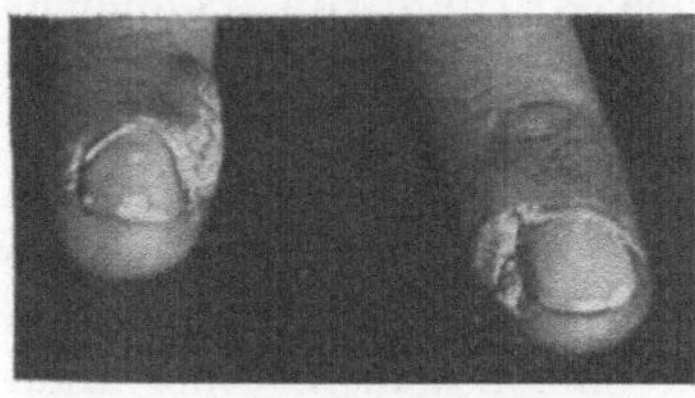

Abb. 44. Periunguale Warzen.

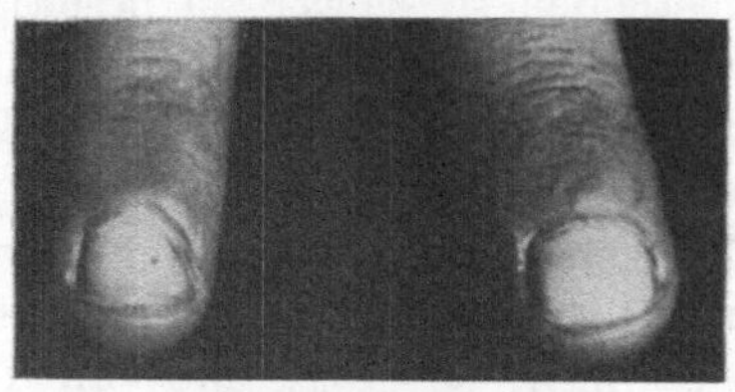

Abb. 45. Fall 44 nach der Bestrahlung.

ist oft überraschend gut. Einige Tage nach der Bestrahlung werden Warzen oft empfindlich, dies ist ein Zeichen, daß die Dosis wirksam war.

Verrucae seniles. Verrucae seniles lassen sich durch Radium schwer beseitigen.

Alle Warzenarten sprechen auf Betastrahlen (harte, manchmal auch weiche) besser an als auf Gammastrahlen. Flache Warzen sind meist durch eine Dosis, die weit unter der Erythemgrenze liegt, zum Schwinden zu bringen. Verrucae vulgares müssen stärker bestrahlt werden.

Condylomata acuminata.

Bei spitzen Condylomen wird man wohl zuerst die üblichen chirurgischen Methoden zur Entfernung dieser Veränderungen wählen. Immerhin gibt es Formen, bei denen auch die Radiumtherapie, welche sehr gute Erfolge aufweist, angezeigt ist, dies sind häufig rezidivierende Fälle, sehr kleine Condylome und beetartige, wie sie besonders häufig an der Vulva vorkommen.

Induratio penis plastica.

Für die höchst lästige und den Patienten in seinem psychischen Gleichgewichte oftmals störende Induratio penis plastica sind eine ganze Reihe von Behandlungsmethoden anempfohlen und angewendet worden, deren Leistung im allgemeinen aber eine äußerst beschränkte ist, oder die, wie die operativen Methoden, die Gefahr einer Verschlechterung in sich bergen. Es ist daher besonders wertvoll, daß man in der Radiumbehandlung ein Mittel kennt, welches, richtig angewendet, für den Patienten fast völlig gefahrlos ist und dabei doch in einem großen Prozentsatz eine Heilung der Veränderungen erzielt. Die Prognose richtet sich vor allem nach der Dauer des Bestandes der knoten- und plattenartigen Infiltrate; ein Einfluß des Patientenalters war bei den von uns behandelten Kranken nicht feststellbar. Der Nachteil der Radiumbehandlung ist ihre lange Dauer. Die Erweichung der Verhärtung läßt sich erst verhältnismäßig spät feststellen und sind oftmals zehn und mehr Bestrahlungen notwendig, um die Induratio gänzlich zu beseitigen. Aber selbst nach Rückbildung der Infiltrate bleiben oftmals noch leichte Krümmungen des Penis bei Erektion bestehen.

Man gewinnt den Eindruck, als ob an Stelle der Infiltrate eine mäßige Schrumpfung des Gewebes eintritt, die den Patienten wohl keine allzu großen Beschwerden verursacht, insofern, als auch die Potentia coeundi dadurch nicht gestört wird.

Die Radiumtherapie der Induratio penis plastica stellt heute sicherlich die bestbewährte Behandlungsmethode gegen dieses Leiden dar. Nur wenn Kalkablagerung, Knorpel- oder Knochenbildung vorhanden sind, empfiehlt sich ein chirurgischer Eingriff, doch auch in einem solchen Falle wäre zur Vermeidung von Rezidiven möglichst bald nach der Operation eine Radiumbehandlung anzuschließen. Rezidiven beobachteten wir nur einmal bei einem Patienten, der die Behandlung vorzeitig abgebrochen hatte, bei einem zweiten Kranken bildeten sich an den nicht bestrahlten Stellen neue Verhärtungen, während die behandelte Partie geheilt blieb. Selbstverständlich kommen ausschließlich Gammastrahlen unterhalb der Erythemdosis zur Anwendung. Die Behandlung forcieren zu wollen, d. h. mit großen Dosen zu arbeiten oder sehr lange Zeit hindurch (20 Sitzungen) zu bestrahlen, wäre für den Patienten unter Umständen gefährlich.

An der Radiumstation wurden 41 Fälle behandelt, davon 10 geheilt, 11 gebessert, während bei 3 fast kein Erfolg zu erzielen war. 17 Patienten führten die Therapie nicht zu Ende durch, entzogen sich der Kontrolle, oder stehen noch in Behandlung.

Epilation.

Radium kann auch zu Epilationszwecken verwendet werden, doch kommt dies praktisch nur sehr selten zur Durchführung.

Zur vorübergehenden Epilation bei Pilzerkrankungen des
Capillitiums steht in den Röntgenstrahlen ein viel gleichmäßiger
wirkendes und genauer dosierbares Mittel zur Verfügung. Übrigens
wurde der Versuch gerade bei diesen Erkrankungen die Epilation
mittels Radiumstrahlen durchzuführen von amerikanischer und
italienischer Seite unternommen. Auch die Dauerepilation des
Frauenbartes mit Radium ist noch nicht in Übung.

Seltenere Erkrankungen.

Bei einer Reihe von selteneren Erkrankungen, die hier nicht
eingehender besprochen werden sollen, leistet die Radiumtherapie
willkommene Dienste. Dazu gehören Aktinomykose, Lepra,
Blastomykose, Rhinosklerom, Aleppobeule, Lympho-
granulomatose, schlecht heilende Syphilide und torpide
Geschwüre anderer Natur.

Die Mycosis fungoides, das Sarcoma idiopathicum
(Kaposi) und die Leucaemia cutis zeichnen sich dadurch aus,
daß ihr Gewebe gegen Strahlen außerordentlich empfindlich ist
und man muß darauf bei der Behandlung Rücksicht nehmen.

Die benignen Tumoren wie Fibrome, Neurome, Lipome,
gehen nur langsam auf Radiumbestrahlung zurück. Im Gegen-
satz zu ihnen ist eine jugendliche Xanthomzelle gegen Radiumstrahlen oft ziemlich empfindlich.

Maligne Tumoren.

Es wurde schon erwähnt, daß junge, nicht voll entwickelte,
rasch wachsende Zellen sich weit radiumsensibler erweisen als die
Zellen gesunder reifer Gewebe, und diese Wirkung der Bestrahlung
tritt am ausgesprochensten bei der Behandlung bösartiger Neugebilde in Erscheinung. Die Tumorzellen gehen im Anschluß an
die Bestrahlung zugrunde, auf welchem Wege dies aber geschieht,
darüber herrscht noch keine einheitliche Meinung. Ein Teil der
Tumorzellen dürfte direkt durch den schädigenden Einfluß der
Strahlen zerstört werden, es ist aber auch anzunehmen, daß die
Lähmung der Regenerationsfähigkeit der Zellen bei der Heilung
der Neugebilde eine Rolle spielt. Manche wollen die günstige
Radiumwirkung dadurch erklären, daß sie eine Reizung des Bindegewebes annehmen, das dadurch befähigt wird, einen siegreichen
Kampf gegen die Tumorzellen zu bestehen. Es ist sicher richtig,

daß bei der Bekämpfung maligner Tumoren eine rege Mitarbeitung des Bindegewebes nicht nur erwünscht, sondern oft auch unerläßlich ist; man kann dies bei praktischer Ausübung der Radiumtherapie nur allzu oft feststellen. Fehlt diese Mitarbeit, z. B. wenn der Tumor den Knochen befallen hat, oder ist sie durch zu starke Dosierung ausgeschaltet, so stellt sich die Prognose viel viel ungünstiger. Trotz alledem dürfte die Schädigung des Zellkerns durch die Bestrahlung wohl die Hauptursache für die Erfolge sein. Immerhin ist es interessant, daß es selbst durch sehr große Dosen (10fache H.E.D.) nicht mit Sicherheit gelingt, Krebszellen in vitro zu vernichten.

Andere messen den weißen Blutkörperchen eine aktive Tätigkeit bei der Vernichtung der Tumorzellen zu, wieder andere sehen in der Zerstörung der Endothelien der Capillaren ein wesentliches Moment. So mancher Schleier, dcr die feinen Vorgänge bei der Strahlenbehandlung maligner Tumoren umhüllt, ist noch zu lüften. Jedenfalls gelingt es oftmals, im lebenden Organismus die Tumorzellen zu schädigen und zu vernichten, ohne daß das normale Gewebe in Mitleidenschaft gezogen würde.

Nicht jeder maligne Tumor ist strahlenempfindlicher als normales Gewebe. Nach unseren Erfahrungen gibt es ganz kleine, leicht operable Epitheliome der Haut, die selbst durch so große Dosen, welche eine Nekrose setzen, in ihrem weiteren Wachstum nur durch kurze Zeit aufgehalten werden können und sobald die Radiumdermatitis abgeklungen ist, ja manchmal noch vor diesem Zeitpunkte, tritt ein erneutes Wuchern des Tumors ein. Immerhin sind diese Fälle glücklicherweise selten, von Hautepitheliomen dürften nur wenige Perzente in diese Gruppe fallen. Man muß aber mit dieser Möglichkeit rechnen; nach wenigen Bestrahlungen zeigt es sich schon, ob ein Tumor sich radiumrefraktär verhält, weitere Bestrahlungen könnten nur schaden und man wird daher in solchen Fällen diese einstellen.

Die histologischen Eigenarten eines Tumors geben nicht immer sichere prognostische Aufschlüsse für die Radiumbehandlung; es ist wohl richtig, daß die sogenannten Basalzellenepitheliome günstiger reagieren als andere Formen, wie z. B. Epitheliome vom Stachelzellentypus und besonders stark verhornende Formen erweisen sich oftmals — nicht immer — als recht hartnäckig. Auch Drüsenkrebse sind im allgemeinen nicht sehr strahlenempfindlich. Der Grad der Malignität gibt keine Anhaltspunkte für die Strahlenempfindlichkeit, ja gerade rasch wachsende Tumoren reagieren oft am günstigsten, denn je unreifer, je zellreicher ein Neugebilde ist, desto bessere Angriffspunkte bietet es für die Strahlentherapie.

Französische Autoren gehen sogar so weit, Prognose und auch Dosierung nach der Anzahl Mitosen, die ein Tumor aufweist, zu bestimmen, ein Vorgang, der wohl manchmal zu unangenehmen Überraschungen führen kann; wie oft zeigt es sich bei der histologischen Untersuchung, daß verschiedene Tumoranteile stark abweichenden Bau aufweisen.

Es ist also möglich, sich durch die histologische Untersuchung eines dem Lebenden entnommenen Tumoranteiles über die mutmaßliche Reaktionsfähigkeit auf eine Bestrahlung ungefähr einen Überblick zu verschaffen.

Die Prognose und die Dosierung auf dem histologischen Befund aufzubauen, wäre aber ein falsches Beginnen, da so mancher ungünstig zu beurteilende Tumor überraschend gut auf Radium anspricht, während auch ab und zu ein Basalzellencarcinom sich in seinem weiteren Wachstum nicht aufhalten läßt. Andererseits ist mit der Tatsache zu rechnen, daß manche maligne Tumoren auf einen unvollkommenen Eingriff wie eine Probeexcision mit einer plötzlichen rapiden Wucherung antworten und man wird daher, wenn eine Biopsie ausgeführt wird, in kürzester Zeit die Bestrahlung anschließen müssen.

Unstreitig ist wohl, daß dem Allgemeinzustand des Patientenorganismus bezüglich Prognose eine große Bedeutung zukommt. Machen sich bei einem Kranken schon Zeichen von Kachexie bemerkbar, so ist der Erfolg einer Bestrahlung, wie auch jeder anderen Behandlung, schon dadurch allein sehr in Frage gestellt, andererseits macht man manchmal die Erfahrung, daß solche Patienten nach einer Bestrahlung direkt aufblühen. Bei Hautcarcinomen ohne Metastasen wird eine Kachexie wohl nur selten auftreten. Daß Neugebilde jugendlicher kräftiger Individuen besser auf eine Bestrahlung reagieren, ist sicher richtig, obwohl das Alter keine Gegenindikation für die Radiumtherapie bildet, ja selbst bei 80jährigen Patienten läßt sich oftmals noch eine vollkommene Abheilung erzielen. Eine senile atrophische Haut wird natürlich im Kampfe gegen das Tumorgewebe lange nicht der Bundesgenosse sein, den man bei jugendlichen Individuen oft findet.

Die Radiumbestrahlung hat gegenüber der Operation gewichtige Vorteile: sie kann an Patienten zur Durchführung kommen, die infolge ihres Alters oder Allgemeinzustandes oder anderweitiger Erkrankungen dem Risiko und den Schädigungen einer Operation nicht unterworfen werden können. Die Radiumbestrahlung stellt insofern auch eine ideale Methode dar, weil sie nur das pathologische Gewebe beseitigt ohne die gesunde Umgebung an ihren selbständigen Abwehrmaßnahmen zu behindern. Die Wegschaffung des Tumorgewebes erfolgt unblutig und meist schmerzlos. Als weiteres Plus ist der Bestrahlung anzurechnen, daß sie keine Defekte setzt und da das Bindegewebe, in welches der Tumor eingebettet ist, nach Zugrundegehen der pathologischen Zellen selbst die Narbenbildung übernimmt, so werden z. B. die Lider nach Beseitigung des Tumors wieder funktionsfähig. So manche plastische Operation wird durch die Radiumtherapie erspart. Ein weiterer Vorteil der Radiumbestrahlung ist, daß die zurückbleibenden Narben niemals hypertrophisch und kontrahierend werden in dem Sinne, wie man es von anderen Narben gewöhnt ist und daß der kosmetische Erfolg ein so ausgezeichneter ist, wie er durch die Operation wohl kaum erzielt werden kann. Es ist ferner zu berücksichtigen, daß bei Bestrahlung eines Tumors die Wirkung nicht allein auf das makroskopisch wahrnehmbare erkrankte Gewebe beschränkt ist, sondern viel weiter über die Trägergrenzen greift und daß vielleicht isolierte Tumorzellen in der Umgebung durch sie vernichtet werden.

Nach Radiumbestrahlung ausgedehnter Partien mit sehr starken Dosen können auch dem Röntgenkater analoge Allgemeinerscheinungen auftreten, doch geschieht dies wohl nur bei Einführung der Träger in Körperhöhlen und maximal starken Bestrahlungen, wie sie vielfach in der Gynäkologie üblich sind. Im allgemeinen verursacht dieser Radiumkater viel geringere Beschwerden; leichtes Fieber, ab und zu Übelkeiten, sind die häufigst auftretenden Symptome, ohne daß es zu jenem schweren Niedergeschlagensein kommt, wie dies oft nach Röntgen beobachtet werden kann. Für dermatologische Fälle kommt der Radiumkater kaum jemals in Betracht. Ebenso wie mit Röntgen darf man auch mit Radium nicht endlos mit großen Dosen bestrahlen, da sonst eine Radiumkachexie eintreten könnte, doch liegt die Toleranzgrenze so hoch, daß man bei Behandlung dermatologischer Fälle kaum jemals mit dieser Gefahr zu rechnen hat. Die Radiumbestrahlung ist für den Patienten fast immer völlig ungefährlich und auch in jenen Fällen, in denen sehr große Dosen verabreicht werden müssen, lassen sich bei Handhabung richtiger Technik Schädigungen fast immer vermeiden. Zu berücksichtigen ist, daß eine energische Leberbestrahlung Allgemeinstörungen im Gefolge haben kann und auch das Gehirn soll nicht allzu stark bestrahlt werden. Der Augapfel ist gegen Radium verhältnismäßig wenig empfindlich und bei Neubildungen an den Lidern wird man durch Abdeckung des Augapfels oder Einführung von Bleiglasprothesen Komplikationen verhüten können.

Von manchen Seiten wurde der Strahlentherapie der Vorwurf gemacht, daß sie in vermehrtem Maße zur Metastasenbildung führe, als wenn der Patient nicht bestrahlt worden wäre. Dies ist bestimmt nicht richtig, eine Aussaat von Tumorzellen kann schon zu Beginn der Strahlenbehandlung vorhanden sein, ohne daß sie klinisch in Erscheinung treten würde. Natürlich ist die Bestrahlung auch kein sicheres Mittel, eine Metastase zu verhindern, nach unseren Erfahrungen tritt ein solches Ereignis zumindest nicht häufiger auf als nach anderen Behandlungsmethoden.

Eine in der Bestrahlungstechnik wichtige Frage ist, ob durch schwache Bestrahlungen ein Anreiz zu rascherem Wachstum der Tumorzellen gegeben wird. Manche experimentelle Versuche an Pflanzen und Eiern und auch Beobachtungen am Menschen scheinen dafür zu sprechen; während jene, die sich mit Radium beschäftigen, fast allgemein diese Reizdosen anerkennen, wird von einigen Röntgenologen dagegen Stellung genommen. Gerade der Arzt, welcher sich mit der Bestrahlung von Hautepitheliomen befaßt, sollte die beste Möglichkeit haben diese Frage zu entscheiden, obwohl die Übertragung der bei Hautepitheliomen gemachten Erfahrungen auf andere Carcinomformen vielleicht nicht vollkommen einwandfrei erscheint. Wir haben unser besonderes Augenmerk auf diese Frage geworfen und unter hunderten von Carcinomen, die wir mit Radium behandelt haben, konnten wir keinen einwandfreien Fall feststellen, bei dem die Existenz einer solchen Reizdosis über jeden Zweifel erhaben gewesen wäre. Wie dem immer sein möge, es ist vorsichtiger, das schlechtere anzunehmen und mit der Möglichkeit des Wachstumanreizes durch zu schwache Dosen zu rechnen.

Die Bestrahlung maligner Tumoren erfolgt aus verschiedenen Gründen und man muß sich gleich zu Beginn der Behandlung ein klares Bild schaffen: „Was kann man in dem vorliegenden Falle mit Radium leisten?" da sich nicht nur die Indikation darnach richtet, sondern auch die Dosen, welche zur Anwendung kommen, dadurch bestimmt werden sollen.

Die idealste Wirkung des Radiums ist erzielt, wenn es gelingt, durch die Bestrahlung das Neugebilde vollkommen zu beseitigen; dies wird wohl in einem sehr hohen Prozentsatz aller jener Hautepitheliome möglich sein — Ausnahmen bilden nur jene Carcinome, die sich von vornherein als radiumrefraktär erweisen — bei denen zu erwarten ist, daß sie durch einen operativen Eingriff geheilt werden können. Man steht also vor der Entscheidung: Operation, Radium- oder Röntgenbestrahlung und die besonderen Umstände des einzelnen Falles werden die Wahl der Methode bestimmen. Man wird die in einem früheren Absatz aufgezählten Vorteile der Radiumtherapie berücksichtigen. Über die Aussichten der Bestrahlung der einzelnen Carcinomformen wird bei der Besprechung der speziellen Lokalisationen eingegangen werden.

Ganz besonders empfiehlt sich die Nachbestrahlung operierter Tumoren, da sich dadurch die Anzahl der Dauerheilungen wohl bedeutend vergrößern lassen dürfte. Unerläßlich ist die prophylaktische Nachbestrahlung dann, wenn nach menschlicher Voraussicht eine Hinterlassung von Tumorzellen bei der Operation nicht ausgeschlossen erscheint.

Die Nachbestrahlung kann sofort im Anschluß an die Operation geschehen — nach experimentellen Untersuchungen soll die Wundheilung wohl etwas verzögert werden, in der Praxis konnten wir niemals etwas Derartiges beobachten — oder erst wenn sich eine feste Narbe gebildet hat. Man begnüge sich nicht mit einer Radiumbestrahlung, sondern gehe nicht viel weniger energisch vor als wenn das Carcinom noch an Ort und Stelle wäre und vergesse die regionären Drüsen nicht. Die prophylaktische Nachbestrahlung nach Operation maligner Tumoren mit Röntgen hat sich schon ziemlich allgemein eingebürgert, jene mit Radium steckt

noch in den Kinderschuhen. Und gerade diese hat in Körperhöhlen, bei circumscripten Operationsnarben im Gesicht ja auch
an anderen Stellen ihr eigenes Indikationsgebiet, in welchem sie
den Röntgenstrahlen oftmal überlegen erscheint. Man kann aber
auch recht ausgedehnte Operationsnarben mit Radium nachbe-
strahlen und wird zumindest keine schlechtere Wirkung als mit
Röntgen erzielen. Allgemeinsymptome in Form des Röntgen-
katers werden dem Patienten fast immer erspart und oftmals
wird eine kombinierte Röntgen-Radiumnachbestrahlung die besten
Erfolge gewährleisten. Die prophylaktische Bestrahlung nach
nicht ganz sicher radikal operierten malignen Tumoren wird
leider heute noch in unseren Landen viel zu wenig angewendet.
Ja auch direkt in die Operationswunde kann man Radiumträger
zur Vernichtung vielleicht zurückgelassener Tumorkeime einlegen;
in Amerika und England ist diese Behandlungsart mittels Ema-
nations-Capillaren schon eingebürgert.

Man vergesse nicht bei der Behandlung aller jener Tumoren
die gern metastasieren, daß die regionären Drüsen, auch
wenn sie klinisch nicht verändert erscheinen, doch schon die
Anfänge maligner Entartung in sich bergen können und genau
wie manche Operationen prinzipiell mit einer Drüsenausräumung
vorgenommen werden, sollte gerade auf die prophylaktische Nachbestrahlung dieser Stellen das besondere Augenmerk des Arztes
gelenkt sein. Gegen bereits bestehende Drüsenmetastasen erweisen sich Radiumbestrahlungen meist weniger wirksam als
gegen den primären Tumor. Es ist nicht nur das Neugebilde
allein zu bestrahlen, sondern auch die nächste Umgebung, da
die Infiltration mit Tumorzellen im mikroskopischen Bilde viel
weiter vorgeschritten sein kann als es den klinischen Erscheinungen nach anzunehmen wäre.

Die Behandlung von nicht vorbehandelten Tumoren ist
viel aussichtsreicher als die Bestrahlung jener, die durch andere,
bereits längere Zeit zurückliegende therapeutische Maßnahmen
(nicht radikale chirurgische Eingriffe, Excochleation, Röntgen)
nicht zur Heilung gekommen sind.

Dann gibt es maligne Tumoren, welche der Operateur als
inoperabel bezeichnet, bei welchen aber noch die begründete
Aussicht besteht, daß sie durch Radiumbestrahlung geheilt werden können. Gerade am Kopfe und am Halse, wo die Größe

des operativen Eingriffes auch durch Rücksichten auf lebens-
oder funktionswichtige Organe bestimmt wird, tritt dieser Fall
öfters ein. Man muß berücksichtigen, daß der Operateur, wenn
er mit Aussicht auf Erfolg vorgehen soll, breit im Gesunden
arbeiten muß, während die Radiumbestrahlung auch dann noch
durchgeführt werden kann, wenn der Tumor knapp an ein lebens-
wichtiges Organ heranreicht.

Eine weitere Gruppe stellen jene Fälle dar, in welchen eine
Operation und Radiumbestrahlung kombiniert werden.
Die Radiumbehandlung kann vorausgehen und durch sie kann
mancher inoperable Tumor wieder dem Messer zugänglich werden,

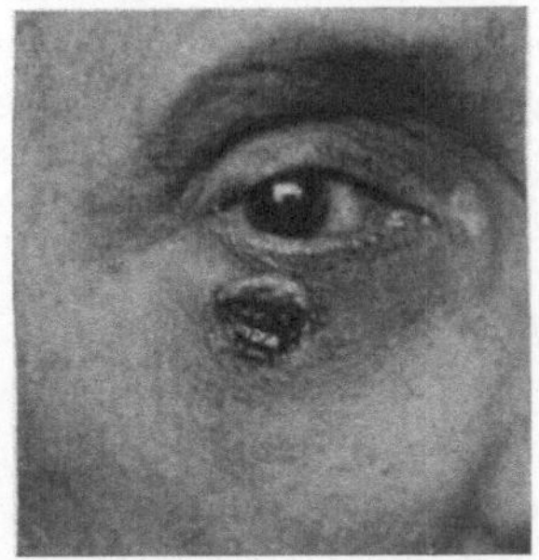

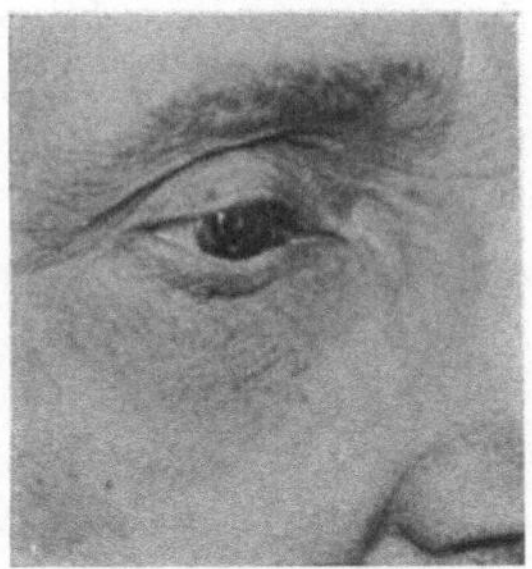

<table>
<tr><td>Abb. 46. Epitheliom mit Röntgen
vergeblich vorbehandelt.</td><td>Abb. 47. Fall 46 nach der
Radiumbestrahlung.</td></tr>
</table>

dadurch, daß an den Randpartien eine Verkleinerung erfolgt und
man so wieder gesundes Gewebe erhält, in dem operiert werden
kann, oder daß ein früher fixierter Tumor infolge der Bestrahlung
wieder beweglich und dadurch operabel wird. Öfters tritt das
Gegenteil ein, daß eine unradikale Operation zur Entfernung der
groben Tumormassen vorangesandt wird, während die Radiumbestrahlung die feinere Arbeit der Zerstörung der zurückgebliebenen
Reste übernimmt.

Schließlich gibt es Fälle die inoperabel sind, bei denen aber
auch durch eine Radiumbestrahlung keine Heilung zu
erwarten ist. Trotzdem empfiehlt sich die Bestrahlung als
letzter Versuch zur Verlängerung des Lebens oder zur Linderung
der Beschwerden des Kranken, sie hat aber in einem solchen
Falle mit ganz anderen Dosen zu erfolgen, als wenn man aus

den früher aufgezählten Indikationen vorgeht. Die Radiumbestrahlung hat nämlich den Vorteil, daß die oft so unerträgliche Jauchung aufhört, daß das Geschwür sich reinigt und die Sekretion abnimmt. Eine Eigenart radiumbehandelter Tumoren ist, daß es fast nie zu einer Blutung selbst aus mittleren Gefäßen kommt.

Ein anderer Grund, aus dem die Bestrahlung solcher verlorenen Fälle vorgenommen wird, ist die analgesierende Wirkung der Bestrahlung, die oftmals — aber nicht immer — festzustellen ist. Die unerträglichen Schmerzen, welche, sei es durch Druck auf Nerven, sei es infolge anderer Ursachen, manche Tumoren verursachen, lassen sich durch Radiumbestrahlung oft vorübergehend, manchmal aber dauernd beseitigen. Zu beachten ist ferner, daß es nach Bestrahlung mächtiger Tumormassen oft zu einer Verflüssigung derselben kommt, und dieser Vorgang kann manchmal erwünscht, in anderen Fällen aber recht lästig sein.

Manchmal kann man versuchen durch eine Bestrahlung das Wachstum des Tumors zu verlangsamen. In einer großen Anzahl von Fällen gelingt es, durch intensive Bestrahlungen den Patienten relativ lange — oft Jahre — in einem erträglichen Zustande, ja recht häufig arbeitsfähig zu erhalten.

Schließlich muß man manchmal nicht aus einer medizinischen aber aus einer menschlichen Indikation einen solchen aussichtslosen Fall in Behandlung nehmen: um ihm nicht die letzte Hoffnung zu rauben. Alles menschliche Wissen ist unvollkommen und unter Dutzenden von aussichtslos erscheinenden Fällen wird sich doch vielleicht ein oder der andere befinden, in dem die Radiumbestrahlung ganz wider Erwarten von Erfolg begleitet ist und auch wir machten solche Erfahrungen. Immerhin ist die letzte Indikation (energischeste Behandlung aussichslos erscheinender Fälle) tunlichst einzuschränken; die richtige Indikationsstellung, die man sich durch Erfahrungen am lebenden Individuum aneignen soll, bildet die Grundlage von guten Erfolgen. Und durch anfänglich zu breite Anwendung ist die Radiumbehandlung bei vielen Ärzten in Mißkredit gekommen. Ein Beispiel, daß man immer wieder erlebt, sei erwähnt: nur allzuoft werden Patienten mit durch Radium zu heilenden Carcinomen nur zaghaft und mit kleinen Dosen bestrahlt; die beste Zeit geht verloren und der Fall wird rettungslos. Andererseits bekommt man öfters Kranke zu Gesicht, die wegen ganz aussichtslosen Carcinomen mit stärksten Dosen bestrahlt wurden. Zu den Beschwerden, welche das Epitheliom verursacht, kommen noch die nach so starken Bestrahlungen oft auftretenden heftigen Schmerzen und dem Patienten wurde nur geschadet. Man wird vor Schmerzen nicht zurückschrecken, wenn man dem Kranken das Leben retten kann, man wird sich aber hüten müssen, solche zu verursachen, wenn ein Rückgang des Carcinoms ausgeschlossen erscheint.

Wie schon früher erwähnt, beruht die ganze Strahlentherapie maligner Tumoren auf der gegenüber normalem Gewebe größeren Strahlenempfindlichkeit rasch gewachsener, also junger, unreifer Tumorzellen. Versuche, diese durch chemische Agentia, Hyperämie, Wärme usw. noch empfindlicher zu machen, sie zu sensibilisieren, haben teils fehlgeschlagen, teils sind die Erfolge nicht so überzeugend, daß ihre breite Anwendung durchgeführt worden wäre.

Eine weitere Frage, welche besonders in den letzten Jahren zu lebhaftem Meinungsaustausch Veranlassung gab, ist die Existenz einer sogenannten Carcinom- und Sarcomdosis. Eine Gruppe von Röntgenologen wollte auch die malignen Tumoren in ihr Bestrahlungsschema einzwängen und für alle Fälle die Dosis feststellen, welche genügt um ein Carcinom oder Sarcom durch einmalige Bestrahlung zum Schwinden zu bringen. Ein großer Teil der Autoren hat energisch gegen diese sogenannte Carcinomdosis Stellung genommen und es wurde immer wieder darauf hingewiesen, daß die Strahlentherapie kein physikalisches, sondern ein biologisches Problem bilde. Die Radiumtherapeuten haben sich an diesem Streite nie so aktiv beteiligt, denn gerade bei der Bestrahlung an der Hautoberfläche gelegener Carcinome kann man ihr verschiedenes Verhalten gegen Radiumstrahlen feststellen. Die Aufstellung der sogenannten Carcinom-Sarcom-Ovarialdosis usw. hatte auch ihre guten Seiten, denn sie hat zu einer ganz bedeutenden Verbesserung der Bestrahlungstechnik geführt und immerhin gewisse Anhaltspunkte für die Praxis geboten.

Die Kunst des Arztes besteht nun darin, in jedem einzelnen Falle die Dosis ausfindig zu machen, welche die Tumorzellen schädigt, das normale Gewebe, dessen Mitarbeit einen wesentlichen Faktor bildet, aber intakt läßt, oder wenn es auch alteriert wurde, die weitere Bestrahlung in einem solchen Zeitpunkte und in solcher Stärke vorzunehmen, daß das normale

Gewebe sich immer wieder erholen kann, während die Tumorzelle zugrunde geht. Manchmal läßt sich dies in einer einzigen
Bestrahlung erreichen, das beweisen genug Fälle, die aus irgend-
welchen Gründen nicht weiter bestrahlt wurden und trotzdem
durch Jahre hindurch rezidivfrei geblieben sind. Wollte man wegen
dieser einzelnen Erfolge die Vernichtung des Tumors immer nur
einer einzigen Bestrahlung überlassen — und leider geschieht
dies auch heute noch vielfach — so wird man nach Jahr und
Tag eine große Anzahl von Rezidiven zu sehen bekommen. Denn
wenn auch die früher carcinomatöse Stelle nach der Bestrahlung
klinisch keine Zeichen der Geschwulst mehr aufweist, so ist damit nicht gesagt, daß in der Tiefe sich nicht noch eine oder
die andere Tumorzelle vielleicht sogar in geschädigtem Zustande
vorfindet, die, wenn sie nicht von neuem getroffen wird, sich er-
holt, zu wuchern beginnt und eine Rezidive verursacht. Man
überlasse daher die Zerstörung des Tumors niemals einer einzelnen
Bestrahlung; dies empfiehlt sich auch deshalb, weil die Tumorzellen sicher nicht immer gleichmäßig radiumempfindlich sind;
bekannt ist ja die Tatsache, daß sich teilende Zellen in ganz
besonderem Maße von den Strahlen getroffen werden. Wollte
man nur durch eine einzige Bestrahlung einen Tumor beseitigen,
so müßte man meist auch so große Dosen anwenden, welche
nicht nur die Gefahr einer schweren Radiumdermatitis in sich
bergen und die Mitarbeit des Bindegewebes ausschalten, sondern
auch den guten kosmetischen Erfolg oft in Frage stellen.

Die Resultate der Radiumbehandlung bezüglich Rezidive
werden nur dann gute sein, wenn man selbst nach klinischer Abheilung noch lange nachbestrahlt. Es ist unser Prinzip, selbst
wenn nicht das geringste Zeichen des früheren Tumors mehr vorhanden ist, zumindest 3—6 Bestrahlungen nachzusenden. Sieht
man die alten Krankengeschichten nach, so ist man trotz glän-
zender primär erzielter Erfolge über die Dauerresultate nicht
immer befriedigt. So mancher Patient kommt mit einer Rezidive, von anderen erfährt man auf Nachfragen, daß sie an einem
Wiederaufflackern des Prozesses zugrunde gegangen sind.

Prüft man unparteiisch die Krankengeschichten, so betreffen
diese schlechten Dauererfolge nur Patienten, welche sich den Anordnungen nicht gefügt haben und von der weiteren Behandlung
ausgeblieben sind. Der Kranke sieht mit eigenen Augen den

raschen Rückgang des Tumors, der schmerzlos erfolgt, er gerät dadurch in einen Zustand von Leichtsinn und bleibt von einer weiteren Behandlung, die ihm als ein Zuviel erscheint, aus; oftmals spielen wirtschaftliche und Entfernungsverhältnisse auch eine Rolle dabei.

Der große Vorteil der Operation ist, daß sie auf einmal erfolgt. Die Radiumtherapie dauert, wenn sie wirklich lege artis durchgeführt werden soll, lange.

Auf diese Verhältnisse hat man von vornherein Rücksicht zu nehmen und es empfiehlt sich mit der Radiumtherapie erst dann zu beginnen, wenn der Patient glaubwürdig versichert, daß er sich allen Anordnungen fügen wird und die Behandlung so lange fortzusetzen gewillt ist, als es dem Arzt nötig erscheint.

Ist die Behandlung vollendet, so soll man den Patienten vierteljährlich kontrollieren, und zwar durch einige Jahre hindurch. Der Arzt wird wohl viel eher eine Rezidive entdecken als der Patient.

Rezidive nach anscheinender Heilung infolge Radiumbestrahlung kommen vor, sie sind wohl fast immer die Folge unzulänglicher Behandlung. Man gewinnt nicht den Eindruck als ob solche Rezidiven besonders bösartig verlaufen würden, im Gegenteil, sie gehen, solange sie klein sind, auf neue Bestrahlungen fast immer prompt zurück. Unter vielen Hunderten von Epitheliomfällen, die an unserer Station behandelt und auch geheilt entlassen wurden, ist kein einziger mit einer Rezidive wiedergekehrt, die sich nicht hätte beherrschen lassen. Gerade bei Rezidiven nach Strahlenbehandlung wurde von mehreren Seiten darauf hingewiesen, daß der Tumor auf eine ihm neue Strahlenart viel besser reagiert als auf die ursprünglich angewandte Therapie.

Wenn früher gesagt wurde, daß eine einmalige Bestrahlung nicht die beste Behandlungsmethode vorstellt, so könnte dies insofern falsch aufgefaßt werden, daß wir Gegner hoher Dosen sind. Im Gegenteil. Bei ausgedehnten, rasch wuchernden Tumoren wird man mit kleinen Dosen keinen Erfolg erzielen. Jedes angsthafte Zögern wäre in einem solchen Falle für den Patienten verhängnisvoll. Andererseits schädigen nach unseren Erfahrungen allzugroße Dosen oftmals mehr als sie nützen; für jeden Tumor gibt es ein Optimum einer Strahlendosis und es ist die Kunst des Arztes, diese richtig zu wählen, was natürlich nur auf Grund ausgedehnter praktischer Erfahrungen möglich ist. Individualisiert man, so erzielt man ganz andere Erfolge als bei schematischem Vorgehen. Daß die Strahlenbehandlung ein Problem ist, in das uns der nähere Einblick noch vielfach verwehrt ist, zeigen die sehr interessanten Beobachtungen einiger Chirurgen, daß die Dauerresultate oftmals schlechter werden, je höhere Röntgendosen man zur Nachbehandlung operierter Tumoren herangezogen hat.

Bei den mehr gutartigen Hautepitheliomen wird man mit viel kleineren Strahlenmengen auskommen, aber es wäre auch hier ein Fehler unterzudosieren. Es gelingt wohl öfters ein Epitheliom mit mehrmals in größeren Zwischenräumen wiederholten kleinsten Dosen zum Schwinden zu bringen, man muß aber immer berücksichtigen, daß die dritte oder vierte Bestrahlung lange nicht mehr so wirksam ist als die erste und daß ab und zu nach sehr oftmaliger Bestrahlung die Tumorzelle sich daran gewöhnt und nicht mehr reagiert. Also auch bei einem Hauptepitheliom vergesse man nicht, daß es einen malignen Tumor darstellt, man wähle die erste, zweite Bestrahlungsdosis mittelgroß und gehe dann mit der Strahlenmenge langsam herunter.

Natürlich ist dies keine allgemeine, für alle Fälle geltende Vorschrift, sondern nur ein Rahmen, von dem es genügend Ausnahmen gibt. Man kann einen malignen Tumor mit Beta- oder mit Gammastrahlen allein zum Schwinden bringen; da aber gerade bei malignen Tumoren die große Penetrationskraft der Gammastrahlen zwecks Zerstörung einzelner krankhafter Zellen in der Tiefe besonders erwünscht ist, wird man im allgemeinen nur härteste Strahlen in Anwendung bringen.

In den Anfängen der Radiumtherapie wurde vielfach mit kleinen Dosen in großen Zwischenräumen bestrahlt. Diese Behandlungsart hat den Nachteil, daß sich die Tumorzellen vielfach — nicht immer — an die Bestrahlung gewöhnen und ihre Radiumsensibilität oftmals ganz, manchmal zum Teil einbüßen. Die Behandlung dauert auch Monate und Jahre bis eine Heilung erzielt ist.

Die schlechten Erfolge ließen eine andere Methode aufkommen, die Behandlung mit einer oder zwei großen Dosen. Auch diese Bestrahlungsart hat ihre Schattenseiten. Einerseits sind die Zellen nicht jederzeit gleich strahlenempfänglich, andererseits kommt man mit der Applikation einer Erythemdosis (die sogenannte Carcinomdosis ist annähernd gleich groß wie diese) meist nicht aus, ja zur Abheilung eines Hautepithelioms benötigt man oftmals die drei- bis zehnfache Strahlenmenge; würde man mit dieser auf einmal arbeiten, so könnte eine schwere Reaktion entstehen, welche nicht nur das gesunde Bindegewebe als Mitkämpfer ausschalten, sondern auch eine unter Umständen nötige zweite Bestrahlung auf Wochen unmöglich machen würde; so starke Bestrahlungen bereiten auch Schmerzen und die Narbe nach ihnen ist wenig kosmetisch. Man kann aber einerseits die Gewöhnung der Zellen an die Strahlen umgehen und andererseits die Entstehung schwerer Reaktionen vermeiden, wenn man einen anderen Weg einschlägt: starke, an die Erythemdosis heranreichende Bestrahlungen in ganz kurzen Zwischenräumen (1—2 Tage) oftmals wiederholt. Durch dieses Vorgehen kann man in zwei bis drei Wochen oft insgesamt die sechs- bis zehnfache Erythemdosis verabreichen, die sich bildende Reaktion ist ganz geringgradig und man kann wenige Wochen nach einem solchen Zyklus einen zweiten anschließen. Nach unseren recht ausgedehnten Erfahrungen gehört dieser Methode die Zukunft in der Radiumtherapie maligner Tumoren. Auch die unter Umständen zu fürchtenden kosmetischen Schädigungen sind sicher geringere, als wenn man auf einmal ein Vielfaches der Erythemdosis verabreicht.

Ein zweiter Weg, der auch in den letzten Jahren wieder beschritten wird und der die früher erwähnten Nachteile umgeht, besteht darin, daß man ganz schwache Präparate durch sehr lange Zeit (2—4 Wochen) hindurch ununterbrochen einwirken läßt. Auch mittels dieser Methode lassen sich gute Erfolge erzielen.

Zu bemerken wäre noch, daß man gerade bei der Behandlung von Neugebilden, wo angängig, vom Kreuzfeuer, der intratumoralen Bestrahlung, unter Umständen auch von der Fernbestrahlung Gebrauch macht. Auch kann man verschiedene dieser Bestrahlungsarten miteinander kombinieren. Zu berücksichtigen ist, daß carcinomatöses Gewebe eine weit höhere Strahlendosis verträgt als normale Haut, ohne eine Reaktion zu zeigen. Stärkere Reaktionen sind zu vermeiden und es ist grundfalsch — was einige Autoren auch heute noch behaupten — daß eine Rückbildung eines Carcinoms nur durch eine drittgradige Reaktion erfolgen kann; verfolgt man diesen Weg bei jedem malignen Tumor, so ist dies nur ein Zeichen schlechter Technik.

Carcinome.

Hautepitheliome. Die Hautepitheliome stellen eines der dankbarsten Gebiete der Radiumtherapie dar und die verschiedensten
Formen werden in einem außerordentlich hohen Prozentsatze

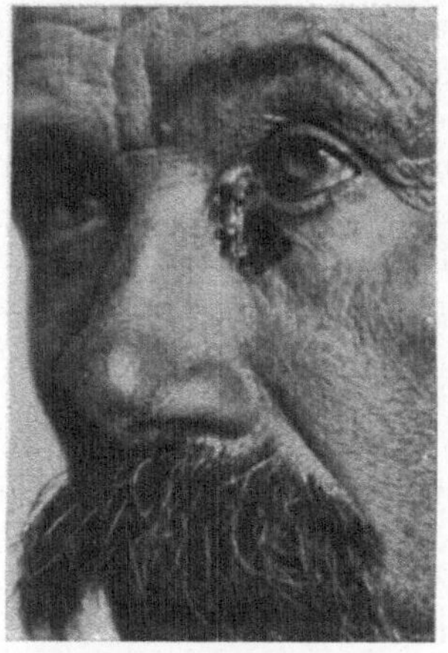

Abb. 48. Lidepitheliom.

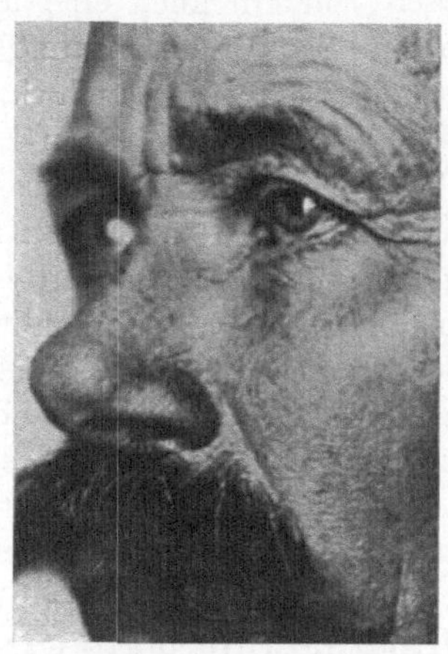

Abb. 49. Fall 48 nach der
Behandlung.

durch Radium geheilt und die erzielten Erfolge sind jenen der
Operation überlegen. Daß es radiumrefraktäre Epitheliome (vor

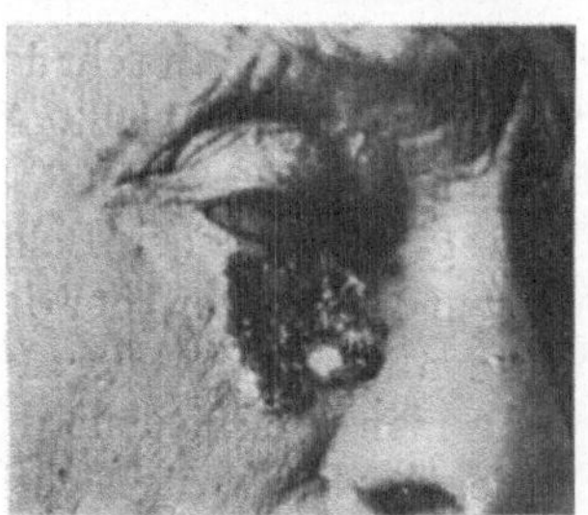

Abb. 50. Lidcarcinom.

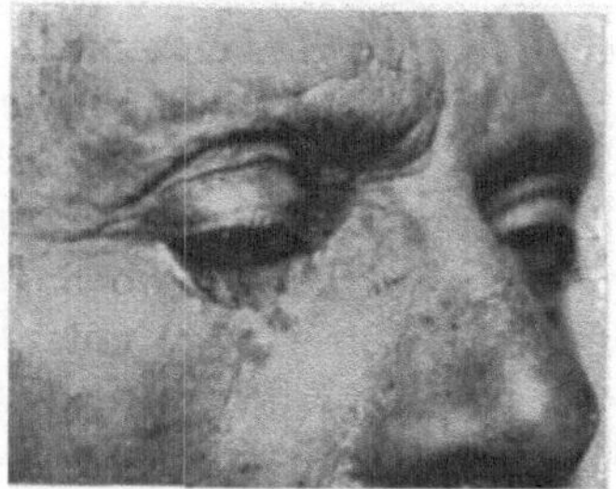

Abb. 51. Fall 50 nach der
Radiumbehandlung.

allem verhornende Plattenzellenepitheliome) gibt, wurde früher schon
erwähnt; greift ein Epitheliom auf die Schleimhaut, z. B. Conjunctiva, über, so ist die Prognose nicht mehr so günstig, obwohl auch in
diesen Fällen sich meist volle Erfolge erzielen lassen. Auch die tief-

greifende bösartige Form des Hautkrebses kann durch Radium geheilt werden. Ist der Knochen befallen, wird sich eine Abmeißelung

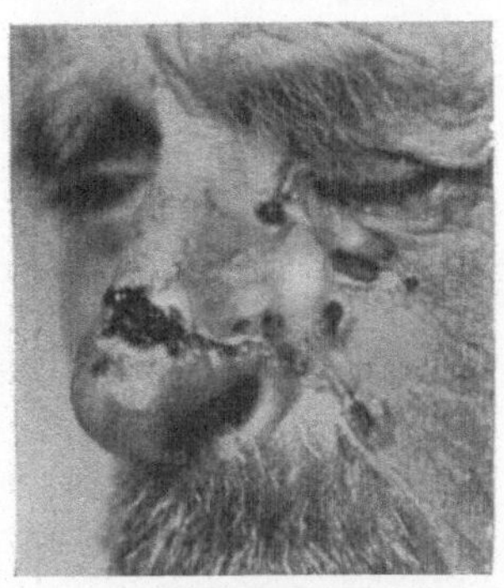

Abb. 52. Epitheliom.

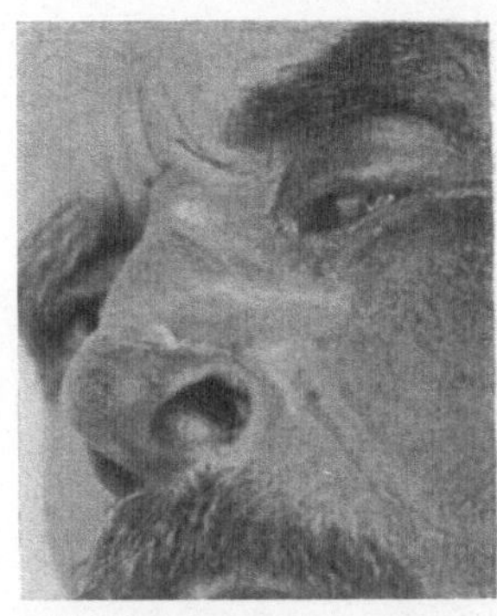

Abb. 53. Fall 52 nach der Behandlung.

der veränderten Partie, auch wenn sie nicht radikal vorgenommen
werden kann, mit nachträglicher Bestrahlung am besten empfehlen.

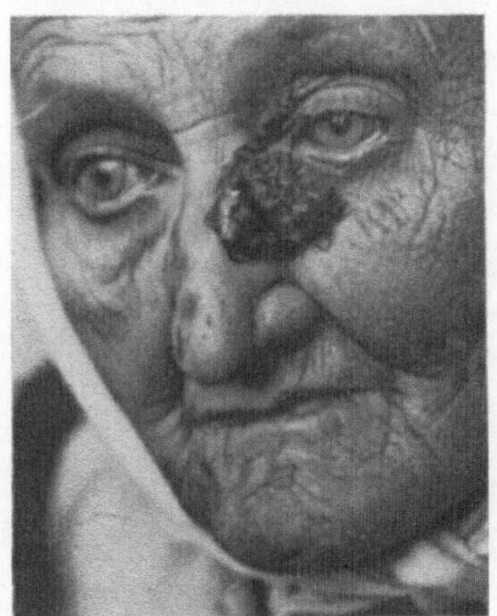

Abb. 54. Carcinom.

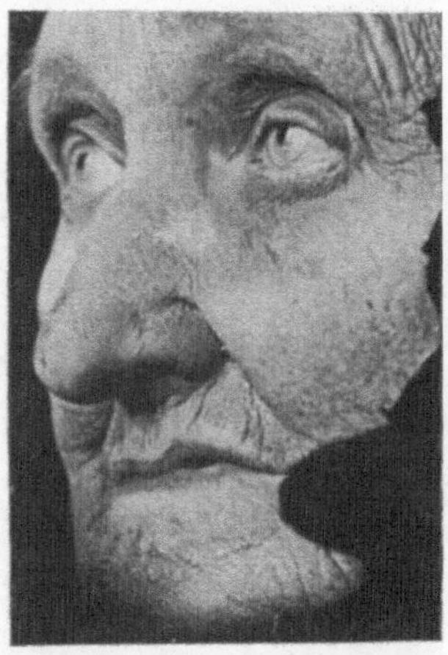

Abb. 55. Fall 54 zwei Monate
später nach durchgeführter
Excochleation und Radium-
behandlung.

Bei großen Tumormassen entfernt man diese mit dem scharfen
Löffel und bestrahlt nach oder führt Radiumnadeln ein.

Multiple Epitheliome der Haut. Für multiple Epitheliome der Haut, eine seltene Erkrankung, bei welcher sich oft Dutzende

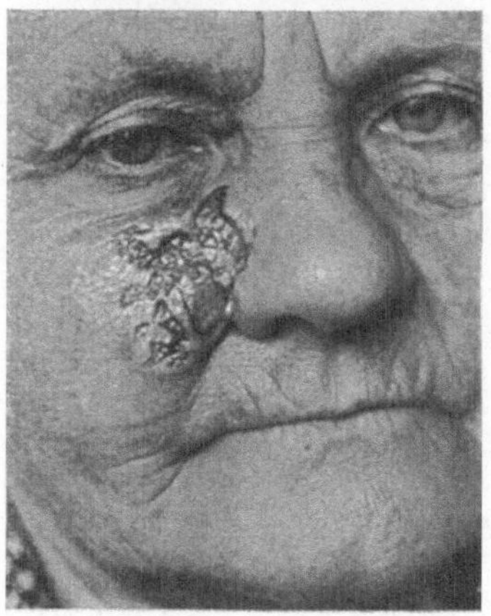

Abb. 56. Epitheliom.

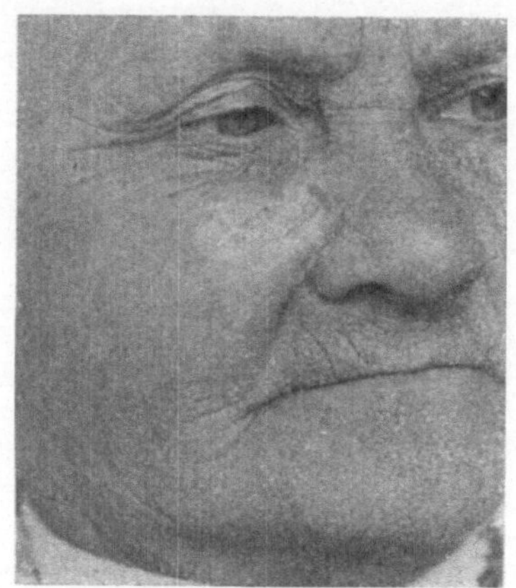

Abb. 57. Fall 56 nach der Behandlung.

und Hunderte von kleinen gutartigen, auf den ersten Blick harmlos aussehenden Epitheliomen vorfinden, ist die Strahlenbehand-

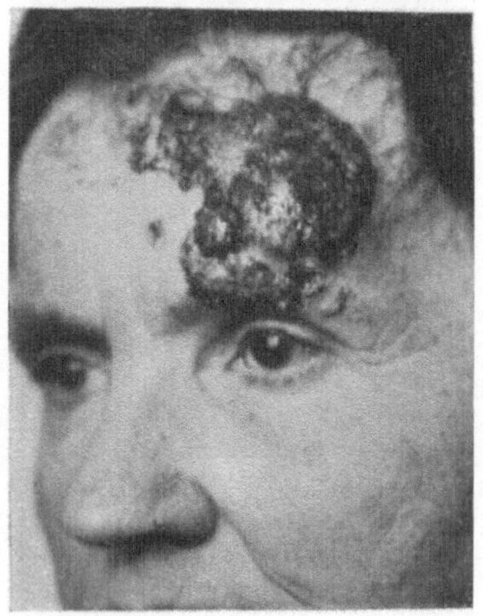

Abb. 58. Carcinom.

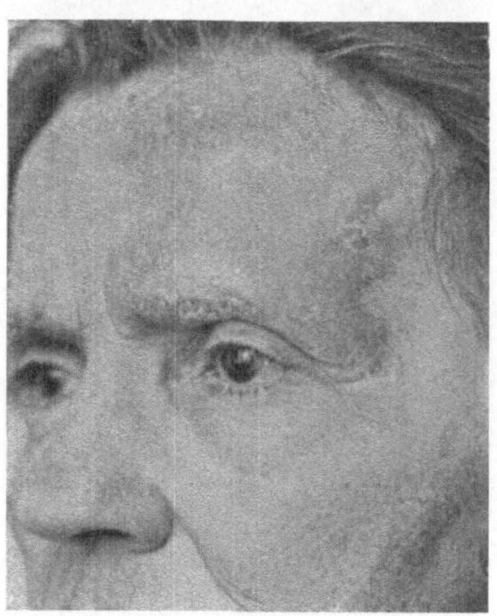

Abb. 59. Fall 58 nach siebenwöchentlicher Radiumbehandlung mit Nadeln und Oberflächenbestrahlung.

lung die einzig mögliche Therapie. Wenn auch diese Epitheliome lange Zeit hindurch vollkommen benignen Charakter aufweisen, so handelt es sich doch um Neubildungen, die plötzlich rascher zu wuchern beginnen können und ihre Beseitigung ist dringendstes Gebot. Da aber oft immer neue Herde auftreten, muß sich die Behandlung auf Jahre hinaus erstrecken.

Epitheliome bei Xeroderma pigmentosum und Röntgenatrophie. Auch die Epitheliome bei Xeroderma pigmentosum

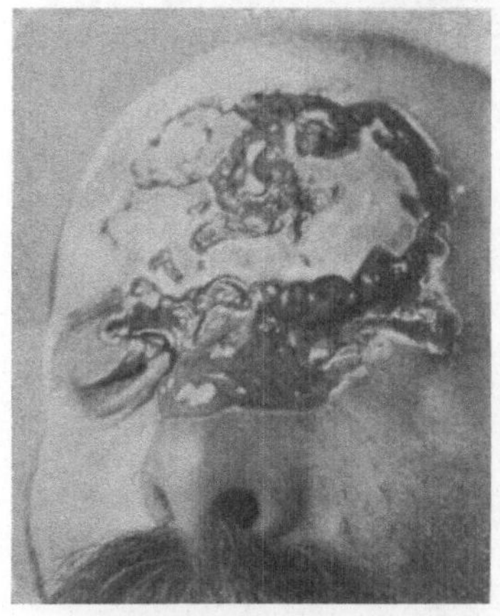

Abb. 60. Carcinom.
Rezidive nach Operation.
Symblepharon der Lider links
durch wuchernde Tumormassen.

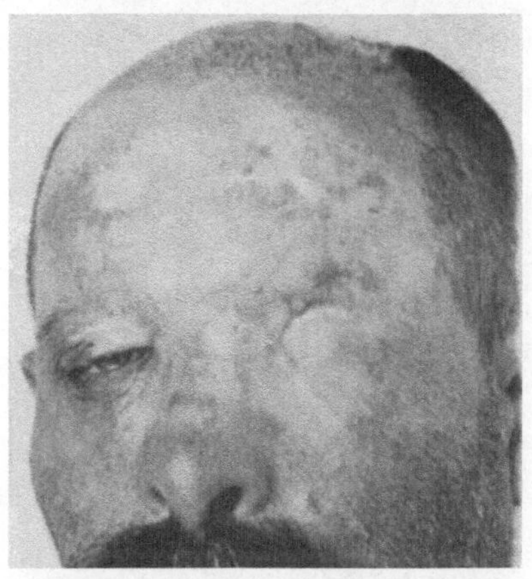

Abb. 61. Fall 60 nach halbjähriger
Radiumbehandlung.
(Die weißlichen Flecke rühren davon
her, daß der Patient über der erkrankten Partie einen Verband trug und
diese Stelle daher an der Sonnenbräunung nicht teilnahm.)

fallen ganz in das Gebiet der Radiumtherapie. Die größten entfernt man chirurgisch — durch Excochleation — und bestrahlt nachträglich. Durch die Radiumbehandlung dieser Epitheliome läßt sich das Leben der Patienten wenigstens auf Jahre hinaus verlängern. Die Haut des Xerodermas neigt leicht zu Zerfall, man muß mit der Dosierung vorsichtig vorgehen.

Einen ganz ähnlichen Prozeß stellen Epitheliome bei Röntgenatrophie dar und für sie gilt dasselbe, was über das Xeroderma pigmentosum gesagt wurde.

Lupuscarcinome. Die Prognose der Radiumbestrahlung eines

Lupuscarcinoms ist nicht immer günstig zu stellen. Da aber die meisten Fälle wegen des Bodens, auf dem die Neubildung sitzt, inoperabel sind, so ist die Radiumbehandlung noch die beste Methode. Gerade bei der Bestrahlung des Lupuscarcinoms sieht man, wie bedeutend das gesunde Gewebe bei der Abheilung eines Epithelioms mitwirken muß, und die Prognose dieser großen aber

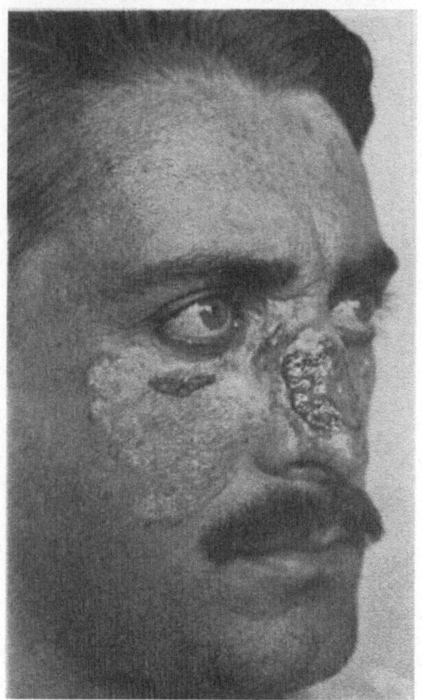

Abb. 62. Carcinom auf Lupus erythematosus.

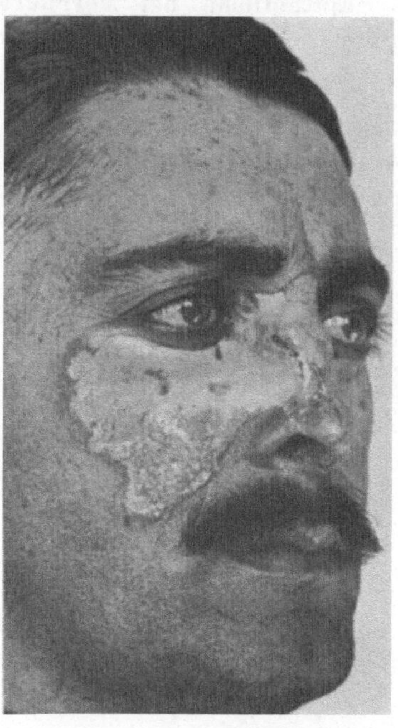

Abb. 63. Fall 62 nach der Bestrahlung.

meist streng lokalisierten Tumoren ist nur deshalb so ungünstig, weil sie auf einem lupösen und Narbenboden aufsitzen. Das Bindegewebe der Narben kann nun lange nicht in dem Maße an der Ersetzung des Carcinoms mitwirken als unter normalen Verhältnissen; das lupöse Narbengewebe ist gegen Strahlen außerordentlich empfindlich und schon bei Anwendung von mittleren Dosen kann eine Nekrose auftreten, worauf besonders zu achten ist.

Paget disease. Die als Paget disease bekannte Carcinomform ist in ganz hervorragendem Maße zur Radiumtherapie geeignet.

Lippencarcinom. Neben den Hautepitheliomen stellt das Lippencarcinom jene Form dar, welche am günstigsten auf die Radiumbestrahlung reagiert und in einigen Ländern, wie z. B. in Amerika, ist die Bestrahlung wohl die am häufigsten gegen dieses Leiden angewendete Therapie.

Große Statistiken berichten bis über 97% Heilung, solange das Epitheliom auf die Lippe beschränkt ist, von 72%, wenn gleichzeitig die Drüsen befallen sind.

Die Entscheidung, Operation und Radiumbestrahlung oder letztere allein, wird von den Umständen des einzelnen Falles abhängen. Eine wichtige Rolle spielt die postoperative Nachbestrahlung und die Bestrahlung der Drüsen. Der durch Radiumbehandlung erzielte kosmetische Erfolg ist ein idealer. Auch bei manchen inoperablen Fällen ist die Radiumtherapie noch aussichtsvoll.

Mundcarcinome. Die Prognose der Carcinome der Mund- und Rachenhöhle und der oberen Luftwege ist keine günstige, gehören doch die meisten dem verhornenden Typus an. Operable Fälle sind der Operation zuzuführen und dann nachzubestrahlen. Bei inoperablen Fällen kann man eine Radiumbestrahlung versuchen, man wird aber nur in einem sehr kleinen Prozentsatze eine dauernde Heilung erzielen.

In diesen Fällen ist es natürlich nötig, mit sehr großen Dosen zu arbeiten. Während man an der Haut eine Schädigung der normalen Umgebung durch die Strahlen meist leicht vermeiden kann, hat dies im Munde seine Schwierigkeit. Zu einer wirksamen Distanzbestrahlung fehlt meist der Raum, die Einführung von Radiumröhrchen in den Tumor verbietet sich, wenn er verjaucht ist und dadurch die Gefahr einer Infektion gegeben ist. Es gibt natürlich verschiedene Halteapparate für die Träger, welche gestatten, das Radium an der gewünschten Stelle anzulegen. Sehr empfehlenswert ist die Anfertigung von Prothesen, wie sie in der Zahnheilkunde üblich sind, und die Anbringung der Träger in diesen. Sind das Periost und die Knochen vom Carcinom befallen, so empfiehlt es sich, lieber die verstümmelndste Operation auszuführen, als mit der Radiumbestrahlung die wertvollste Zeit zu verlieren. Bei Tonsillarcarcinomen sind die Aussichten einer unradikalen Operation mit nachfolgender Bestrahlung nicht hoffnungslos. Gerade bei der Behandlung von Carcinomen der Mundhöhle scheint sich die neue Radiumnadel- und

Emanationscapillarenmethode bestens zu bewähren; sie wird von manchen Autoren als dem operativen Eingriff überlegen bezeichnet. Unser eigenes Material ist noch zu klein, als daß wir ein endgültiges Urteil abgeben könnten.

Mammacarcinom. Operable Fälle von Mammacarcinom sind dem Chirurgen zuzuführen. Ist die Operation aus irgendeinem Grunde undurchführbar, so empfiehlt sich am besten Radiumnadelbehandlung mit Bestrahlung von außen (Röntgen oder Radium) kombiniert; aber gerade bei inoperablen Mammacarcinomen haben wir noch manchmal gute Erfolge gesehen. Vor allem fallen aber in das Gebiet der Radiumbehandlung flache lokalisierte Rezidiven, sei es in der Mammagegend oder in der Axilla.

Peniscarcinom. Bei Peniscarcinom kann man versuchen, dem Patienten durch die Radiumbehandlung die verstümmelnde Operation zu ersparen, und mancher Fall kann durch Radium dauernd geheilt werden. Sieht man nach den ersten Bestrahlungen keinen Erfolg, so weise man den Patienten unverzüglich zum Chirurgen.

Vulvacarcinom. Auch das Vulvacarcinom wird manchmal mit Erfolg der Radiumtherapie zugeführt.

Sarcome.

Die Reaktion von Sarcomen auf Radiumstrahlen ist eine verschiedene. Die Empfindlichkeitsskala im allgemeinen ist folgende: Lymphosarcom, Rundzellensarcom (kleinzellige, großzellige); Spindelzellensarcom (kleinzellige, großzellige), Riesenzellensarcom, Chondro-Osteosarcom. Man ist überrascht, in welcher Schnelligkeit oft inoperable faustgroße Sarcome unter der Strahlenwirkung hinwegschmelzen, andererseits kommen auch radiumrefraktäre Fälle vor. Der Versuch einer Bestrahlung ist bei den erstaufgezählten Formen immer zu machen, bevor die Operation in ihre Rechte tritt. Ob man Radium- oder Röntgenstrahlen anwendet, wird vielfach durch die Lokalisation bestimmt, sehr oft empfiehlt sich eine Kombination beider Methoden. Das Melanosarcom verhält sich verschieden. Oft ist es sehr radiumsensibel, in anderen Fällen wieder wenig beeinflußbar.

Man hat auch die Beobachtung gemacht, daß sich ein Sarcom nach Radiumbehandlung in einen gutartigen Tumor (Fibrom) umwandeln kann.

Die Behandlung innerer Krankheiten mit radioaktiven Substanzen. Von Professor Dr. **W. Falta,** Vorstand der 3. Medizinischen Abteilung des Kaiserin Elisabeth-Spitals in Wien. Mit 9 Textabbildungen. 1918. 12,60 Goldmark / 3 Dollar

Radiumtherapie. Instrumentarium, Technik, Behandlung von Krebsen, Keloiden, Naevi, Lupus, Pruritus, Neurodermitiden, Ekzemen, Verwendung in der Gynäkologie. Von Dr. **Louis Wickham** und Dr. **Degrais.** Vorwort von Professor **Alfred Fournier.** Autorisierte deutsche Ausgabe von Dr. Max Winkler, Luzern, mit einer Einführung von Professor Dr. J. Jadassohn. Mit 72 Textfiguren und 20 mehrfarbigen Tafeln. 1910. 15 Goldmark / 3.60 Dollar

Physikalische Therapie innerer Krankheiten. Von Dr. med. **M. van Oordt,** leitender Arzt des Sanatoriums Bühler Höhe. Erster Band: **Die Behandlung innerer Krankheiten durch Klima, spektrale Strahlung und Freiluft (Meteorotherapie).** Mit 98 Textabbildungen, Karten, Tabellen, Kurven und 2 Tafeln. (Aus: »Enzyklopädie der klinischen Medizin«. Allgemeiner Teil.) 1920. 18 Goldmark / 4,30 Dollar

Die Praxis der physikalischen Therapie. Ein Lehrbuch für Ärzte und Studierende. Von Dr. **A. Laqueur,** leitendem Arzt der Hydrotherapeutischen Anstalt und des Medikomechanischen Instituts am Städtischen Rudolf Virchow-Krankenhaus zu Berlin. Zweite, verbesserte und erweiterte Auflage der »Praxis der Hydrotherapie«. Mit 98 Textfiguren. 1922. Gebunden 10 Goldmark / Gebunden 2,40 Dollar

Elektrotherapie. Ein Lehrbuch. Von **Josef Kowarschik,** Primararzt und Vorstand des Institutes für physikalische Therapie im Kaiser-Jubiläums-Spital der Stadt Wien. Zweite, verbesserte Auflage. Mit 274 Abbildungen und 5 Tafeln. 1923. 12 Goldmark; geb. 13,50 Goldmark / 2,90 Dollar; geb. 3,25 Dollar

Die Heliotherapie der Tuberkulose. Mit besonderer Berücksichtigung ihrer chirurgischen Formen. Von Dr. **A. Rollier,** Leysin. Zweite, vermehrte und verbesserte Auflage. Mit 273 Textabbildungen. Erscheint im April 1924

Röntgentherapie. Oberflächen- und Tiefenbestrahlung. Von Dr. **H. E. Schmidt.** Sechste, umgearbeitete und erweiterte Auflage herausgegeben von Dr. **A. Heßmann,** dirigierendem Arzt der Röntgenabteilung des Krankenhauses Am Urban-Berlin. Mit 103 Abbildungen. 1923. 8 Goldmark; gebunden 9,50 Goldmark / 1,95 Dollar; gebunden 2,30 Dollar

Taschenbuch der Röntgenologie für Ärzte. Von Dr. med. **Henri Hirsch,** Facharzt für Strahlentherapie in Hamburg, leitender Arzt der Röntgentherapeutischen Abteilung am Städtischen Krankenhaus in Altona und Dr. med. **Rudolf Arnold,** Facharzt für Röntgenologie in Hamburg, früher leitender Arzt der Staatlichen Untersuchungsstelle in Bad Ems. Mit 62 Textabbildungen. 1922. 2,50 Goldmark / 0,60 Dollar